理学療法NAVI

臨床の"疑問"を"研究"に変える
臨床研究 first stage

New
Approach for
Various
Issues

網本 和
首都大学東京大学院教授・人間健康科学研究科

高倉保幸
埼玉医科大学保健医療学部学科長・理学療法学科

編

医学書院

〈理学療法NAVI〉
臨床の"疑問"を"研究"に変える 臨床研究 first stage

発　行　2017年10月15日　第1版第1刷©

編　集　網本　和・高倉保幸

発行者　株式会社　医学書院

　　　　代表取締役　金原　優

　　　　〒113-8719　東京都文京区本郷1-28-23

　　　　電話　03-3817-5600(社内案内)

印刷・製本　アイワード

本書の複製権・翻訳権・上映権・譲渡権・貸与権・公衆送信権(送信可能化権を含む)は株式会社医学書院が保有します.

ISBN978-4-260-03227-8

本書を無断で複製する行為(複写, スキャン, デジタルデータ化など)は, 「私的使用のための複製」など著作権法上の限られた例外を除き禁じられています. 大学, 病院, 診療所, 企業などにおいて, 業務上使用する目的(診療, 研究活動を含む)で上記の行為を行うことは, その使用範囲が内部的であっても, 私的使用には該当せず, 違法です. また私的使用に該当する場合であっても, 代行業者等の第三者に依頼して上記の行為を行うことは違法となります.

JCOPY 〈出版者著作権管理機構　委託出版物〉

本書の無断複製は著作権法上での例外を除き禁じられています. 複製される場合は, そのつど事前に, 出版者著作権管理機構(電話 03-3513-6969, FAX 03-3513-6979, info@jcopy.or.jp)の許諾を得てください.

＊「理学療法NAVI」は株式会社医学書院の登録商標です.

執筆者一覧 （執筆順）

網本　和	首都大学東京大学院教授・人間健康科学研究科
藤本修平	京都大学大学院医学研究科社会健康医学系専攻健康情報学分野
櫻井好美	湘南医療大学保健医療学部准教授・リハビリテーション学科
黒岩澄志	昭和大学藤が丘病院リハビリテーション室
大森圭貢	湘南医療大学保健医療学部教授・リハビリテーション学科
田畑　稔	豊橋創造大学保健医療学部准教授・理学療法学科
武井圭一	埼玉医科大学総合医療センターリハビリテーション部・係長
森下元賀	吉備国際大学保健医療福祉学部准教授・理学療法学科
井上順一朗	神戸大学医学部附属病院リハビリテーション部
日高正巳	兵庫医療大学リハビリテーション学部教授・理学療法学科
松田雅弘	城西国際大学福祉総合学部准教授・理学療法学科
高倉保幸	埼玉医科大学保健医療学部学科長・理学療法学科
國澤洋介	埼玉医科大学保健医療学部准教授・理学療法学科
五嶋裕子	日本リハビリテーション専門学校理学療法学科
石田水里	医療と育成のための研究所清明会鳴海病院リハビリテーション部
一氏幸輔	さとう整形外科
対馬栄輝	弘前大学大学院准教授・保健学研究科
椎橋実智男	埼玉医科大学医学部教授・情報技術支援推進センター
井澤和大	神戸大学大学院准教授・保健学研究科
笠原西介	聖マリアンナ医科大学横浜市西部病院リハビリテーション部・主査

シリーズ刊行にあたって

「理学療法 NAVI シリーズ」のねらい
(New Approach for Various Issues)

　今日，多くの理学療法課程を学ぶ学生が存在し，新人理学療法士もまた急増している．一人ひとりの学生や新人にとってみれば，学ぶべき医学的事項は飛躍的に増加し，膨大化する情報は錯綜している．このような状況においては，真に必要で価値のある基本的な知識と新しい技術の修得が求められる．ここでの NAVIはナビゲーション(航海術)を表しており，情報の大海のなかで座礁することなく海路を拓いてゆくための方略である．

　本「理学療法 NAVI シリーズ」は，理学療法，リハビリテーション医療において，きわめて基本的で不可欠な情報を厳選して示すことで，この世界に踏み出そうとするフロンティアのための水先案内人となることを志向している．

2016 年 9 月

首都大学東京・教授　**網本　和**

これから臨床研究をはじめようとするみなさんへ

　筆者が新人のころ，担当させていただいたケースについてお話しします．70歳台の男性で，発症後3か月経過した広範囲な左脳梗塞，重度右片麻痺，全失語で日常生活は座位保持が可能，右上下肢他動運動時に疼痛を訴えていました．移乗動作は中等度の介助，歩行は平行棒内で全面的な介助により理学療法を行っていました．当初，患者さんは疼痛があり関節可動域維持改善のための他動運動に強い拒否を示されました．失語症状もあり，なかなかお体に触れさせてもらえず新人だった筆者にはお手上げ状態でしたが，付き添われていた奥様はなぜか本人の意思を理解しておられ，奥様をとおして何とか立位，歩行練習にこぎつけました．2か月くらいかかってバランスが改善し，歩行も軽介助程度になり，これもなぜかはわかりませんが筆者のいうことにも協力して動作を行っていただけるようになりました．

　最終的に歩行自立には至りませんでしたが，退院時にお別れの挨拶をすると，発語はありませんが涙を浮かべた表情から大変感謝されていたことがよくわかり，筆者もまた深い感銘をうけました．筆者は自らの臨床力不足に無力感を覚えましたが，それでも多少の臨床的改善が得られたのはなぜかという思いをもちました．筆者の行った理学療法が効いたのでしょうか．いやいや自然によくなったと考えるのがそれこそ「自然」というものでしょう．

　自分が行っている（行おうとしている）理学療法が，本当に効果があるのか，適切な方法なのか，という問いかけは臨床家であればだれでももつものと思います．本書はこのような基本的疑問に応えるために，臨床研究をわかりやすく解説したものです．おそらく日々向き合うケースから生まれるさまざまな疑問を研究に変えていき，さらに研究から臨床へのフィードバックによって臨床力が高められるのではないでしょうか．

　シリーズ名称であるNAVIはナビゲーション（航海術）で，臨床の大海のなかで座礁することなく海路を拓いてゆくことを示しています．臨床研究を始めようとするとき，臨床研究で迷いが生じたとき，本書を手元に置き参照することで新しい理学療法にささやかながら役立つことができるとすれば，これほどうれしいことはありません．

2017年　初秋のころ

編者を代表して　網本　和

目次

序　これから臨床研究をはじめようとするみなさんへ・・・・・・・・・・・・・・・網本 和　vii

1 臨床研究のススメ
網本 和

①臨床研究の意義——臨床研究はなぜ必要？・・・・・・・・・・・・・・・・・・・・・・・・・・　2

②臨床研究の分類——デザインさまざま，臨床研究・・・・・・・・・・・・・・・・・・・・　6

2 臨床研究——素朴な疑問からはじめよう

①その研究は本当に重要？——テーマの見つけ方・・・・・・・・・・・・藤本修平　12

②研究テーマについての情報を得るために
　　——研究につながる抄読会・勉強会・・・・・・・・・・・・・・・・・・・・藤本修平　18

③どんなキーワードが必要？——文献の集め方・・・・・・・・・・・・・・・櫻井好美　23

④特性を踏まえて活用しよう——ガイドラインを読む・使う・・・・・・・・櫻井好美　27

3 研究デザインのポイント——陥りやすい罠とは？

①患者さんの理学療法の効果を知りたいとき，どのような研究デザインを考える？
　　——研究デザインの選択・・・・・・・・・・・・・・・・・・・・・・・・・・・黒岩澄志　32

②それぞれの研究デザインの特徴を把握しよう——研究デザインの概要　黒岩澄志　37

③研究の対象者の選び方，それで OK ？——基準の数と対象者バイアス・黒岩澄志　46

④研究の価値を損なわないために
　　——アウトカムの設定，測定方法とバイアス・・・・・・・・・・・・・黒岩澄志　50

⑤症例研究をはじめよう——症例研究に必要な項目・・・・・・・・・・・・・大森圭貢　55

⑥リハビリテーション場面でよく用いられる 1 人の被験者を対象とした実験研究法
　　——シングルケース法の基本と解析法・・・・・・・・・・・・・・・・・・大森圭貢　61

⑦シングルケース法を使った研究はどのように発表する？
　　——シングルケース法の実際と限界・・・・・・・・・・・・・・・・・・・大森圭貢　69

⑧理学療法アウトカムの原因と結果の関係を解析する研究法
　　——後ろ向き観察研究の基本と解析法・・・・・・・・・・・・・・・・・田畑 稔　78

ix

⑨「原因から結果」という時間軸で経過を観察しよう
　──観察研究：前向き研究の利点と欠点 ･･･････････････ 田畑　稔　84

⑩質問から患者さんの意識や認識，行動について知りたい
　──調査研究：アンケート調査の方法 ･･･････････････････ 武井圭一　93

⑪新しい治療法は臨床応用可能？──介入（実験）研究の方法論 ･･････ 森下元賀　99

⑫より明確に治療効果を証明するための工夫
　──介入（実験）研究の実際例と限界 ････････････････････ 森下元賀　104

⑬理学療法介入効果についての質の高いエビデンス構築のために
　──メタアナリシスの進め方 ･･････････････････････････ 井上順一朗　111

4 研究倫理──これなしに研究はすすめない　　　　　　　　日高正巳

①倫理的問題があると研究の価値を失ってしまう──研究倫理とは？ ･･･････ 120

②研究計画に倫理的な問題がないことを確認する──倫理審査委員会とは？ ････ 123

③申請する前に教育・研修が必要──倫理審査委員会への申請 ･････････ 126

④機器の提供を受ける，企業から講演料を受け取る──利益相反とは？ ････ 132

5 測定機器の適応と限界──何を測定するのか，正確に測定できるのか？　松田雅弘

筋力・筋活動を測定しよう──HHD，BIODEX，CYBEX，EMG ･････････ 138

関節可動域を評価しよう
　──ゴニオメータ，フレキシブルゴニオメータ，スパイナルマウス ････ 143

呼吸機能を評価しよう
　──トレッドミル，自転車エルゴメータ，呼気ガス分析装置，スパイロメータなど　147

脳機能を測定しよう──fMRI，fNIRS，TMS，tDCS ･･････････････････ 152

バランス機能を測定しよう──静的・動的重心計 ･･････････････････ 156

動作・運動分析を行おう──2次元・3次元動作解析装置 ･･･････････ 160

6 統計学に気をつけて──シンプルイズベスト

①まずはじめに尺度とPECOを考えよう──統計手法の選択 ･････ 高倉保幸　166

②収集したデータをどのように要約・表現する？──尺度と記述統計 ･･ 國澤洋介　169

③本当に2つのグループには差がある？──差の検定 ･･･････ 五嶋裕子　174

④2つの変数の関係を表し，全体像を把握するには？──分割表の検定 國澤洋介 181

⑤比較したい対象が3群以上あるときに適している統計手法は？
　　──一元配置分散分析と多重比較法 ･･････････････････ 石田水里 186

⑥2つの要因による影響を同時に解析するには？
　　──二元配置分散分析 石田水里 194

⑦新しい運動負荷試験の信頼性について研究したい──信頼性分析 ････ 一氏幸輔 202

⑧2つの変数をデータとしてその関係を調べたい──単回帰分析 ･･････ 対馬栄輝 208

⑨10m障害物歩行時間(秒)に影響する要因は単純ではない
　　──重回帰分析・多重ロジスティック回帰分析 ･･････････････ 対馬栄輝 215

⑩統計解析ソフトを使って検定を行おう──各種ソフトの活用 ･･････ 椎橋実智男 222

7 研究の果実──ここまで来たらあとは発表するだけ　　　　井澤和大・笠原酉介

①発表してみよう！──口述・ポスター発表の要点と注意点 ･･････････････ 230

②英語で発表してみよう！──英語の場合の定型的挨拶表現 ･･････････････ 238

③論文化のルール，これだけは！──学術論文執筆の注意点 ･･････････････ 244

④図表作成のポイント ･･ 255

⑤どの雑誌に投稿するか？──投稿先の選択と投稿規定の確認 ････････････ 258

⑥ルールを知らないと大変！？──国際誌への投稿と査読者への返信 ･･････ 262

●コラム

質的研究の意義と難しさ ･････････････････････････････････ 高倉保幸 44

索引 ･･ 275

略語一覧

記号・数字

%FEV₁ forced expiratory volume per second（対標準 1 秒量）
%VC vital capacity per second（対標準肺活量）
6MWD 6 minutes walk distance（6 分間歩行距離）
6MWT 6 minutes walk test（6 分間歩行試験）

A

ADL activities of daily living（日常生活動作）
ANCOVA analysis of variance（一元配置分散分析）
AT anaerobic threshold（嫌気代謝閾値，無酸素性代謝閾値）
AUC area under the curve（曲線下面積）

B

BESTest balance evaluation systems test
BMI body mass index（体格指数）
BNP brain natriuretic peptide（脳性ナトリウムペプチド）
BOLD blood oxygenation level dependent
BRS Brunnstrom recovery stage（ブルンストロームステージ）
BTT body tracking test

C

CCT controlled clinical trial（比較臨床試験）
CHF chronic heart failure（慢性心不全）
CI confidence interval（信頼区間）
CIMT constrained induced movement therapy（CI 療法）
COG center of gravity（身体重心）
COI conflict of interest（利益相反）
COP center of pressure（足圧中心）
CPX cardiopulmonary exercise test（心肺運動負荷試験）
CQ clinical question（臨床的課題）

D

D 研究 decision study（決定研究）
deoxHb（脱酸素化ヘモグロビン）

E

EBM evidence-based medicine（根拠に基づく医療）
EMG electromyography（表面筋電計）

F

FBS functional balance scale
FEV₁ forced expiratory volume per second（1 秒量）
fMRI functional magnetic resonance imaging（機能的 MRI）

xii

fNIRS functional near-infrared spectroscopy（機能的近赤外分光法）
FRT functional reach test
FVC forced vital capacity（努力性肺活量）

G

G 研究 generalizability study（一般化可能性係数）

H

HHD hand held dynamometer（徒手筋力計）
HRQOL health related quality of life（健康関連 QOL）

I

ICC intraclass correlation coefficients（級内相関係数）
ICMJE International Committee of Medical Journal Editors（医学雑誌編集者国際委員会）
IF impact factor（インパクトファクター，文献引用影響率）
IPS index of postural stability（安定度評価指標）

L

LVEF left ventricular ejection fraction（左室駆出率）

M

MCT motor control test（動作調整機能テスト）
METs metabolic equivalents（代謝当量）
MMT manual muscle testing（新・徒手筋力検査法）
MPT maximum phonation time（最大発声持続時間）
MVC maximum voluntary contraction（最大筋力値）

N

NRS numerical rating scale
NYHA New York Heart Association

O

oxyHb（酸素化ヘモグロビン）

P

peak $\dot{V}O_2$ peak oxygen consumption（最高酸素摂取量）
PEF peak expiratory flow（最大呼気流量）
PROBE prospective randomized open blinded-endpoint, prospective randomized open-label end-point classifisation

Q

QOL quality of life（生活の質）

R

RCT randomized controlled trial（ランダム化比較試験）
RMS root mean square

ROC receiver operating characteristic（受信者動作特性曲線）
RQ research question（研究疑問）
RQA recurrent quantification analysis（再帰定量化解析）
rTMS repeteitive transcranial magnetic stimulation（反復経頭蓋磁気刺激装置）

S

SD standard deviation（標準偏差）
SE standard error（標準誤差）
SEM standard error of mean（標準誤差）
SIAS stroke impairment assessment
SOT sensory organization test（感覚統合機能テスト）
SWT shuttle walking test（シャトル・ウォーキング試験）

T

TCT trunk control test
tDCS transcranial direct current stimulation（経頭蓋直流電気刺激）
TES transcutaneous electrical nerve stimulation（経皮的末梢神経電気刺激）
TMS transcranial magnetic stimulation（経頭蓋磁気刺激）
TV tidal volume（1回換気量）

V

VAS Visual Analog Scale
VC vital capacity（肺活量）
$\dot{V}CO_2$ carbon dioxide output（二酸化炭素排出量）
$\dot{V}E$ minute ventilation（分時換気量）

W

W 係数 Kendall's confficient of concordance（Kendall の一致係数）

1

臨床研究のススメ

「臨床実践をがんばって行っていれば，研究はしなくてもいい？」―いいえ，目の前にいる理学療法の対象者（患者）の状態を正しく理解し，最適な理学療法を提供するためには，臨床研究によって日々の臨床場面に起こるさまざまな疑問・問題に応えていくことが大切なのです．

①臨床研究の意義

臨床研究はなぜ必要？

「就職先にはどんな病院がよいか」と聞かれたら

　これから就職活動をする理学療法学科の学生から「どんな病院が就職先としてよい病院ですか？」という問いかけを受けることがあります。「まず自分がなぜ理学療法士をめざしたのか，を振り返って就職先がその思いにふさわしいか？　を考えてみてください」と答えていますが，「そうはいっても実態はよくわからないだろうから，どんな領域(急性期，回復期，維持期，整形外科中心，脳卒中中心，呼吸循環器中心…)であっても，リハビリテーション部内，理学療法科内で抄読会(できれば英文)を定期的に開催しているところをお勧めします」といってきました。

　いまのところ，理学療法士に限らず医療職はいったん国家試験に合格したらよほどの不祥事でもない限り免許更新の必要はなく資格を維持できます。大学等に在学中はレポート課題や筆記・実技試験が降りかかり，いやでも勉強しなければなりませんが，国家試験合格後は日進月歩する医学的進歩についていくための研鑽は専ら自由意思によるものとなってしまいます。「抄読会」のような外力・強制力がないとなかなか自己研鑽のモチベーションを維持するのは困難であるため，就職先として勧めるわけです。

高い臨床力を身につけるには，臨床研究が大切

　ではなぜ自己研鑽が必要なのでしょうか。その答えこそが臨床研究の必要性と合致してきます。目の前にいる対象者(患者)を理解し，最適な治療を提供するためには(言い換えれば高い臨床力を身につけるためには)，臨床研究によっ

2

て，日々の臨床場面に起こるさまざまな疑問（clinical question：CQ）に応えていくことが重要なのです．

砂原[1]は，臨床医学研究とはその内容として「①治療効果の判定，②疾患の自然経過を知る，③疾患を起こす原因を探すことである」と指摘し，さらにその目標として「対象患者を含めてその病期の患者一般の利益，ひいては人類の福祉に貢献すること」が考えられる実践的研究であるとしています．福原[2]は臨床研究が包含する研究領域は広大であり，「医学の最新の成果を，早く，安全に，適切に，安価に患者の手元に届ける」ためには，臨床試験から得られる治療有効性に関する科学的なエビデンスをつくるだけでは不十分でありさまざまなステップの研究が必要であり，「エビデンスと実際の診療の間に横たわる"エビデンス–診療ギャップ"を測定し，改善する医療の質研究は，エビデンスを診療に伝えるプロセスを扱うきわめて重要な研究領域である」ことを強調しています．

2017（平成29）年2月に示された文科省・厚労省による「人を対象とする医学系研究に関する倫理指針」[3]には，人を対象とする医学系研究とは「人（試料・情報を含む．）を対象として，傷病の成因（略）及び病態の理解並びに傷病の予防方法並びに医療における診断方法及び治療方法の改善又は有効性の検証を通じて，国民の健康の保持増進又は患者の傷病からの回復若しくは生活の質の向上に資する知識を得ることを目的として実施される活動」と定義されています．この指針では「侵襲」，「介入」などの定義がなされており，また「研究対象者」として死者を含むことが明記されています．このことは「人を対象とした」基礎研究と臨床研究との両方の指針であることを示しています．

理学療法の臨床において，細胞や実験動物を用いた基礎研究に直接携わる理学療法士は多くはないと思われ，これらの基礎研究の知見を臨床に応用することが求められるのです．その意味で，この指針に示されている「国民の健康の保持増進又は患者の傷病からの回復若しくは生活の質の向上に資する知識を得る」という目的が，理学療法臨床研究にとって重要だといえます．

臨床のささやかな疑問を構造化しよう

理学療法の臨床研究はおそらく，「同じ被殻出血症例なのに機能予後が違う

のはなぜか」,「同じ Hoehn & Yahr stage Ⅲ のパーキンソン症例なのにどうして寝返りができる例とできない例が存在するのか」といったささやかな疑問(CQ)から始まり,これらを整理して research question(RQ)へと構造化してゆくプロセスにこそ醍醐味があるのです.渡部ら[4]は CQ を整理する視点として,①患者の困っていることに耳を傾ける,②自分自身が医療現場で困っていることに注目する,③日常行っている医療行為を洗いなおす,④わかっていないことは何か? を学び,明らかにしたいことは何か? を考える,ことが重要であると指摘しています.

CQ を研究疑問(RQ)に構造化する方法には,PICO と PECO があり,P は患者(patients),C は比較(comparison),O は結果(outcomes)を示し,I は介入(intervention),E は曝露(exposure)を表しています.PICO は RQ を介入研究として,PECO は観察研究として構造化することになります.例えば,「脳血管障害後に生起する『左半側空間無視』症例は麻痺のない歩行可能な例では,しばしば体幹を左回旋しながら歩いていることが観察されるのはなぜか?」というのが CQ です.そこで左側への体幹回旋が無視症状に有効かどうかという(有効であるという先行研究がいくつかあるが,エビデンスレベルは高くない)ことを検証したいとき(これが RQ),P は「左半側空間無視患者」,I は「体幹左回旋」,C は「体幹正中位または右回旋」,O は「線分二等分などによって計測される左半側空間無視症状の程度」ということになります(実際にこの点について,筆者ら[5]は体幹左回旋が有効であることを報告しています).

臨床実践を行っていれば研究をしなくてもいい?

以上のように,臨床研究のめざすところは理学療法,リハビリテーション,あるいは臨床医学の目的とまさに合致していることが理解されます.したがって,臨床実践を行っていれば研究はしなくてもいいという人もいるかもしれませんが(本書の読者には当てはまらないと思いますが)は,この2つ(臨床実践と研究)の目的とするところはまさに1つなのですから,その目的を達成するためには「研究」が必要不可欠であるという視点からは「誤り」であるといえるでしょう.理学療法の臨床実践は,絶えず変化する患者の状態に応じて臨床推論を重ねつつ行われるのですから,繰り返し現れる CQ に対してその都度

RQ を考慮するというプロセスが必要なのです.「現代医学はその豊富な情報と華麗繊細な技術にもかかわらず，一人ひとりの具体的な患者に関する限り，今なお，不確実性の世界」なので，「臨床の場には研究課題がみちみちている」という砂原[1]の 1988 年の指摘は，現在でもその輝きを失ってはいません.

引用文献

1) 砂原茂一：研究とは. 臨床医学研究序説—方法論と倫理，p3-11，医学書院，1988
2) 福原俊一：臨床研究のあたらしい潮流—わが国発の臨床研究推進に向けて　臨床研究を担う車の両輪. 医学のあゆみ 219：871-874，2006
3) 文部科学省，厚生労働省：人を対象とする医学系研究に関する倫理指針. http://www.mhlw.go.jp/file/06-Seisakujouhou-10600000-Daijinkanboukouseikagakuka/0000153339.pdf（2017 年 8 月 25 日閲覧）
4) 渡部一弘，関根祐子，他：医療現場の疑問を整理する. 薬事 55：260-263，2013
5) 杉本　諭，網本　和，他：体幹左回旋により見かけ上の右無視（左偏位）を示した左半側無視の 1 例—線分 2 等分での検討. 失語症研究 15：209-214，1995

（網本　和）

②臨床研究の分類

デザインさまざま，臨床研究

臨床研究の分類―介入の有無がポイント

ひとくちに「臨床研究」といってもその形態（デザイン）はさまざまです．図1-1は臨床研究の分類に関する概観であり，研究者による「介入」の「あり」，「なし」で大別され，介入研究ではランダム化がポイントとなります．また観察研究では比較対照の「あり」，「なし」が重要です[1]．詳細については第

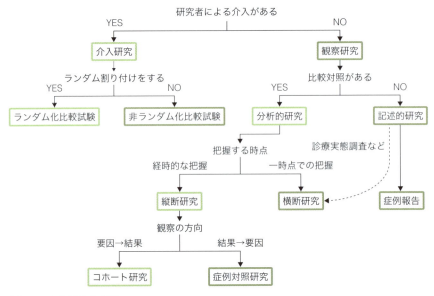

図1-1　臨床研究の分類
［渡部一宏・福原俊一：日常業務からResearch Questionへ⑧あなたのRQに適した研究デザインの「型」を選ぼう．Pharma Tribune 1：21，2009より引用・改変］

3章を参照してください．一方，福原[2]はこのような「研究デザインによる分類」とは別に「リサーチクエスチョンによる分類」を提唱しています．本項ではこの分類に基づき臨床研究の概略を説明します．

①病気や診療の実態を調べる研究

「不思議の国のアリス症候群（Alice in Wonderland syndrome：AIWS）」という耳慣れない病気を知っていますか？ Todd[3]が提唱した病態で，自己身体の変容感（自分自身の身体の全体または一部が大きくなったり小さくなったり感じる），視界に映る物体の大きさの変化，錯視，変形視，などの身体図式障害を示す症候群であり，Epstein-Barr（EB）ウイルス感染，脳幹性前兆を伴う片頭痛，側頭葉てんかんの単純部分発作などによって起こるとされています．おそらく理学療法の臨床場面ではまれな病態であり，この症例に対するリハビリテーションの報告は見当たりません．このような希少な症例についてはまず，その発生頻度，特性，経過などの分析が必要であり，それらをまとめて症例報告として報告されることが多いのです．したがってこのカテゴリーに対する研究方法としては記述的な症例研究，横断研究が採用されます．AIWS ほど希少でなくとも，理学療法士が日常的に遭遇する「疼痛」に関する症候群である複合性局所疼痛症候群（complex regional pain syndrome：CRPS）などは，近年その実態が明らかにされつつあるとはいえ，なお不明な点も多いです．この場合も横断的研究によって実態を示していく必要があります．

一方，福原[2]は病気ではなく診療実態を記述することで「エビデンス–診療ギャップ」を明確にできると報告しています．福原の研究は透析患者に関するものですが，これを理学療法臨床研究に当てはめると，例えば，脳血管障害片麻痺症例への理学療法はきわめて多くの臨床実態があるだろうから，その理学療法の具体的なアプローチ法を記述することは十分意義深いと考えられます．急性期での離床方法，装具処方の実態，回復期での起居移動動作練習にどのような動作が選択されているか（寝返り？ 座位保持？ 立ち上がり？…）などの記述的調査がこれまで実施されていないのが不思議です．今後，大規模な理学療法臨床実践の方法に関する実態調査が望まれます．

②要因とアウトカムとの関連性を分析する研究

従来，理学療法の臨床研究ではこのカテゴリーの研究が多数行われてきました．これは患者からの次のような質問に答えようとする場合に有用です．「いつになったら退院できますか？」，「歩けるようになりますか」といった患

者からの質問に自信をもって答えようとすると，機能的予後をできる限り精密に推定することが必要となります．機能的予後には，さまざまな要因（原疾患の予後，年齢，筋力，可動域，知的能力，運動麻痺，疼痛…）が重層的に関連をもちつつ影響を及ぼしています．このカテゴリーの研究方法には，既にアウトカムが既知の状態で（つまり退院した患者のデータを用いる），さかのぼって要因の重み（意味）を調査する後ろ向き研究（retrospective study, case-control study）と，ある一定の特性を備えた多数例（例：A町在住の高齢者全員）のターゲットとなる事象（例：がんの発症率，転倒の発生率など）を将来にわたって追跡する前向き研究（prospective study, cohort study）が採用されます．前者は比較的まれな疾患，障害の症例に適用でき時間と費用がかからないことが利点ですが因果関係を示すことができません．後者は複数のアウトカムを同時に観察測定できること，関連の時間性を確認できることなどが利点ですが，相当の労力と費用を要するとされます．

③診断法の性能を評価する研究

　ある診断や検査が臨床的に有用性をもっているかを判断するものであり，臨床現場で利用しやすい変数（因子）を用いたエビデンスに基づく診断基準を作成する研究です．理学療法領域では，例えばバランス評価を実施するにあたって，FBS，FRT，BESTest など多くの評価法がある場合，転倒群と非転倒群を比較することによってどの方法がより適切に判定できるかを検証します．この場合後ろ向き研究あるいは横断研究が採用されます．

　このカテゴリーでは感度，特異度が重視され，またその評価法の妥当性，再現性などが検討されます．例えば認知症のスクリーニング検査に「100－7」シリーズが知られていますが，この検査は「93－7」の計算ができるかどうかがポイントであり不可の場合認知症を疑います．しかし，軽度な認知症患者では「93－7」を正答する場合も多く，この点で感度は低いでしょう（すなわち「偽陰性」となります）．一方不正解の場合，その後の標準的な検査ではほぼ認知症と診断されるので特異度は高い（「偽陽性」は少ない）といえます．

④治療や予防法の効果を評価する研究

　最近では，理学療法の効果を検証する臨床研究が増えています．治療法の効果を示すにはランダム化比較試験（randomized controlled trial：RCT）が適切であり，そのエビデンスレベルは高いとされていますが，理学療法の臨床研究では，ランダム割り付けは可能であっても盲検化が困難です．少なくとも理学療

1 臨床研究のススメ

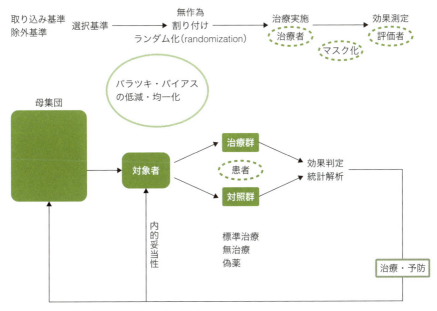

図1-2 ランダム化比較試験（RCT）の概略

法を施行しない群を設けることは倫理的に許されないし，A法とB法を比較検討する場合も，患者本人および治療者がどの方法を選択しているかは一目瞭然であるので二重盲検法によるRCTは難しいでしょう．この場合，アウトカムの評価を第三者にすることで測定バイアスを除外する方法が考案されています（prospective randomized open-label end-point classification：PROBE）．

図1-2はRCTの概念図です．重要なポイントは，母集団から「対象者」を選択するときには，研究者による取り込み基準と除外基準によって（もちろんそれが臨床的妥当性をもつという前提で）選択され，いったん選択された対象者（患者）をランダムに割り付けることです．例えば，慢性腰痛に対する認知行動療法の効果を検証したいとき，母集団は慢性腰痛者であるが3か月以上痛みが続いているもののなかから，60歳以上の男性，現在服薬していないもの，などを基準としてx名募集します．その後通常治療（対照群）と認知行動療法（実験群）にランダムに分けて治療前後を評価する手続きを行います．検証したい治療が認知行動療法ではなく，経皮的末梢神経電気刺激（transcutaneous

9

表 1-1　臨床疑問と研究タイプ(デザイン)の例

問題(疑問)	研究デザイン
診断(評価)	横断研究
有病率	横断研究
発生率	コホート研究
原因	コホート研究/症例対照研究
予後	コホート研究
治療	ランダム化比較試験
予防	ランダム化比較試験

electrical nerve stimulation：TENS)の場合には対照群には最初の部分だけ通電し(sham 刺激)その後 off として，継続的に通電する実験群と比較することができ，患者側の盲検化が可能となる場合があります．いずれにしても研究参加における「説明と同意」が重要な手続きであり倫理指針に沿って研究を進めます．これらの方法の詳細については第 3 章をお読みください．

　以上の記述を表 1-1 にまとめました．臨床疑問と研究デザインの例です．「例」としてあるようにこれは考え方の一例であって，このほかにも臨床疑問に対応する方法はあることに留意して臨床研究を進めましょう．

引用文献

1) 福森則男，福原俊一：エビデンス・レベルの再考─「RCT 至上主義」を超えて．綜合臨牀 59：679-683，2010
2) 福原俊一：臨床研究の新しい流れ─「科学のための科学」から「医学のための科学」の時代へ．井村裕夫(監)：臨床研究のススメ，p29-40，最新医学社，2014
3) 松浦雅人：不思議の国のアリス症候群．臨精医 44：211-217，2015

(網本　和)

2

臨床研究
素朴な疑問からはじめよう

臨床研究をスタートさせるためには，とにもかくにも研究テーマをみつけることが必要です．では，研究テーマはどのようにみつければよいのでしょうか？本章では，研究テーマを日常の素朴な疑問から掘り起こす方法，抄読会や勉強会から発見する方法などのほか，文献やガイドラインとのつきあい方についても解説します．

①その研究は本当に重要？

テーマの見つけ方

研究テーマは臨床の素朴な疑問から

いざ臨床研究を開始しようと思っても，どのような研究テーマで実施すればよいかわからず，多くの人がこのスタートラインでつまづくかもしれません．また，とにかく研究を始めたいという思いから，仮説を立てなかったり，とりあえずAとBの関連性を検証したりするように，いわゆる「研究のための研究」に陥ることも少なくありません．では研究テーマはどのような視点で決めるものなのでしょうか．

実は，研究テーマを決めることはそれほど難しくありません．臨床の素朴な疑問や仮説をそのまま研究テーマとすることもできますし，日常生活のなかにもさまざまなヒントが隠されています．ポイントは，「常に疑問をもつこと」と「当たり前を疑うこと」です．

例えば，脳卒中を発症後1か月が経過した，32歳男性患者の担当になったとします．歩行は装具を装着して中等度介助，高次脳機能は良好であった場合，臨床では予後に関してどのような仮説を立てるでしょうか？

多くの理学療法士は，脳卒中を発症した若年者は比較的回復の見込みが高く，高次脳機能も保たれているのであれば歩行能力に基づき自立度が高くなる可能性があると判断するかもしれません．これは，臨床における「若年の脳卒中患者は回復に優れている」という経験にもとづいて判断されているでしょう．しかしながら，その「若年の脳卒中患者は回復に優れている」は真実なのでしょうか？

この疑問に対して，先行研究で明確な報告がなければこのテーマで研究することになります．例えば，複数の病院に入院した若年の脳卒中患者のデータを集め，年齢以外は重症度などが類似した症例群のデータと比較するのです．

別の視点から考えてみましょう．理学療法士が臨床で必ず行う動作分析に着

目します．動作分析とは，各関節の動きや姿勢から仮説検証を行っていく作業です．例えば，歩行中の動作分析でよく耳にする「体幹の回旋」という単語ですが，本当に体幹が回旋しているかを見分けることができるのでしょうか？　普段当たり前に考えていることが真実なのかどうかを検証することも，研究テーマになり得ます．

　以上のように，普段の臨床現場で抱いている素朴な疑問や当たり前と考えていることがそのまま研究テーマになります．もちろん，疑問は「疑問に思って」初めて成立するものです．そのため，常に臨床中のさまざまな現象がなぜ起きているかに注目する癖をつける必要があるのです．

臨床の疑問をリサーチクエスチョンにする方法（PI/ECO）

　漠然とした臨床上の疑問が浮かんだら，研究に落とし込むために，その疑問をより具体的かつ形式的に定義していくことになります．疑問の定式化ともよばれます．疑問の定式化を行う際に役立つキーワードが，PICO または PECO（PI/ECO）です．

　PI/ECO は，Patients（患者）または Participants（参加者），Intervention（介入），Exposure（曝露），Comparison（比較・対照），Outcome（結果・帰結）の頭文字を並べたものです．ピコ（PICO），ペコ（PECO）とよばれます．PICO にするか，PECO にするかはその研究によりふさわしいほうを選べばどちらでもかまいません．「P に対して，I を実施すると，C を実施するのと比べて，O がどうなる」または「P のなかで，E の人は，C の人と比べると，O がどうなる」といったように形式化する作業になります．

　例えば，前項「研究テーマは臨床の素朴な疑問から」で挙げた「若年の脳卒中患者は回復に優れている」で考えてみることにしましょう．このままの漠然とした疑問ではもちろん研究には落とし込めないので，まずは PECO にします．

　P：脳卒中患者
　E：年齢が若い
　C：年齢が若くない
　O：回復の程度（または予後）

13

このような形で PECO を立てることができれば，第一段階はクリアです．しかし，これは序章に過ぎません．この形にしても，研究は進みません．多くの研究初学者は，この形で研究を開始してしまいすぐに壁にぶつかってしまったり，もしくはデータを集めた後の解析段階で非常事態に気づいたりするわけです．上記の PECO ではまだ何が足りないのでしょうか．次の段階の PECO と比べてみましょう．

P：A 病院に○○年○月～○○年○月に入院した脳出血または脳梗塞と診断された 20 歳以上の患者

E：発症時に満 20～39 歳

C：発症時に満 40 歳以上

O：退院時の屋内歩行自立度

1 つ目の PECO と 2 つ目の PECO はどのような点が異なるか，一目瞭然でしょう．ポイントは「具体化」です．例えば，1 つ目の PECO では，P を脳卒中患者というように包括的に表現していました．しかし，脳卒中には脳出血，脳梗塞，くも膜下出血などの疾患が含まれますし，それぞれ病態が異なるためひとまとめにしてよいかわかりません．その点に配慮して，2 つ目の PECO では少し具体的に記載をしています．そのほかにも，若年とは？ 回復の程度とは？ というように，言葉が曖昧すぎる部分については PECO を適用する段階で定義しておくことが大事です．さらに細かく定義することもありますが，逆にあまり細かく定義しすぎると，研究背景や先行研究を調べる際に煩雑になる可能性もあるので，本例の程度で考えられていれば問題ありません．

また，「若年の脳卒中患者は回復に優れている」という疑問には，その時点で「若年の脳卒中患者の回復傾向を知りたい」のか，「若年ではない脳卒中患者と比べて，若年者の回復傾向が知りたい」のか不明です．その点を配慮して，C を定義する必要があります．前者の場合であれば，C は「なし」になります．

さらに，そもそもの疑問のきっかけとなった患者さんの状態を考慮すると，高次脳機能，入院時の重症度(歩行能力)も細かく設定する必要があるかもしれません．しかし，まず PECO の適用としてはこの程度のもので問題ないでしょう．前述のように，研究目的などがさらに詳細に定まってくると，PECO は変わったり，より具体的に言葉が定義されたりします．

以上のように，まず思い立った漠然とした疑問や，普段から当たり前に考えていることを，より定式的かつ具体的な形(PI/ECO)にすることで，研究の準

備段階の入り口に立つことができます. また, 本項のテーマとはずれますが, この PI/ECO は臨床で論文を読んでまとめたり, 抽象的な課題や組織管理に取り組んだりする際にも非常に役立つツールですので, 活用をお勧めします.

研究を始める前にチェックすること (FIRM^{2}NESS チェック)

PI/ECO が完成すると, 次にその PI/ECO を評価する必要があります. その方法の 1 つが, FIRM^{2}NESS チェック[1]です. FIRM^{2}NESS は, Feasibility(実現可能性), Interesting(興味深い), Relevance(切実性), Measurable(測定可能), Modifiable(修正可能), Novel(新規的), Ethical(倫理的), Structural(構造化された), Specific(特異的)から成ります.

●Feasibility

Feasibility は, 実施する研究が実現可能であるかを判断するものです. 実現可能であるかにはさまざまな要因がかかわりますが, その研究自体を実施するうえで障壁がないか, もしくはあるとしたらどのように解決できるか, それともできないかをチェックします. 例えば, 測定するうえで必要な機器を使用できるか, 研究を実施するうえで必要なスキルをもち合わせているメンバーの協力を得られるか(例えば, 生物統計家), 研究費や対象を確保できるかなどもこの項目で評価する必要があります.

●Interesting

Interesting は, その研究自体が興味深いものであるかをチェックします. とはいえ, 興味深いから研究を行うわけなので, 「興味深いかどうか」の有無を評価するのではなく, どのような点が興味深いかを記載するようにしましょう.

●Relevance

Relevance は, その研究が目的とする対象にとって大事であるか(関連性があるか)をチェックします. この Relevance は, 研究のための研究にならないような意識をもつうえで非常に重要です. 研究を始めると, どうしても自分自身

が行いたい研究のため主観的な意見をもちやすく，自己本位になりやすいものです．そのため，常に So what？ すなわちその研究を実施して結果が出たときに，だから何？ と自分自身に問いかけ続ける必要があります．

●Measurable

Measurable は，研究で用いるアウトカムや曝露が測定可能であるかをチェックします．「測定可能」には 2 つの意味が含まれています．1 つは，PI/ECO のなかに抽象的な言葉があった場合それを測定可能な形に定義するということ，もう 1 つは研究で用いる指標が実際に測定できるものであるかということです．もし測定可能な指標が存在しない場合，その研究は現状では実施困難と判断されます．指標の作成から研究を実施するという選択肢も含め，検討することが大事です．

●Modifiable

Modifiable は，曝露や介入対象となる病態がそもそも治せるものであるかという視点をチェックします．例えば，前述した
　P：脳卒中患者
　E：年齢が若い
　C：年齢が若くない
　O：回復の程度（または予後）
を例にすると，年齢を若返らせることは不可能です．この場合，Modifiable には × が付きます．しかしながら，研究テーマによってはこの Modifiable が × でも問題はありません．具体的には，予後予測の要因を探索したり，上記のように回復の程度を予測する要因として年齢が関係するのであれば，臨床上の意思決定には役立つ情報になるはずです．そのため，必ずしも Modifiable である必要はないことに注意しましょう．

●そのほか

それ以降については，比較的誰しもが理解しやすい項目であると思います．Novel は先行研究などを調べながら新規性についてチェックします．Ethical は倫理性を問う項目ですが，倫理的かどうかの有無ではなくどのような点に配慮するべきか，その配慮するべき点に対してどのような対策を講じているかを考

えましょう．Structural と Specific は，PI/ECO がしっかりと記載されていれば問題ないと判断します．そのため，この FIRM²NESS の時点で自分が先立てた PI/ECO を再度詳細にチェックし，より具体化することが求められます．

　以上のように，ある程度研究テーマが決まり，具体化してきてもその研究が本当に目的とする対象にとって切実(重要)であるか？　実現可能な研究であるか？　など評価をしなければ，スタートラインには立てません．このような基礎的な部分を学習し，研究を実施していくことが大切です．

引用文献

1) 福原俊一：臨床研究の道標―7つのステップで学ぶ研究デザイン．pp25-27，健康医療評価研究機構，2013

(藤本修平)

②研究テーマについての情報を得るために

研究につながる抄読会・勉強会

研究は情報の吟味から

　研究テーマがある程度決まると，研究背景や類似した先行研究がないかを調べる作業に移ります．その際，参考にする情報源にはどのようなものがあるでしょうか．

　代表的な情報源が論文です．論文には原著，短報，総説，OPINION などさまざまなものが含まれます(表 2-1)．いわゆる研究論文にあたるのは原著と短報であり，そのほかの論文は著者の意見などに左右される傾向があるため，その点に留意して読む必要があります．研究者であれば，論文へのアクセスも比較的容易であること，情報源は研究論文を参考にするように指導を受けていることも多いことから，検索データベースを活用する機会が多いのではないでしょうか(検索データベースについては 2-③参照)．また，教科書，診療ガイドラインなどを参考にすることもあると思います．

表 2-1　論文の種類

論文の種類	特徴
原著	研究から得られた知見について考察し，独自の結論を出すもの
短報	得られた知見を速報的に発表するもの．形式は原著と変わらないことが多いが，論文としては短い
総説	すでに得られた文献を恣意的に選択しながら論じるもの．明確な疑問に対して系統的に文献を調べたものは，システマティックレビューとよばれる
症例報告	1 症例以上についてその傾向を細かく記述するもの
Letter to the editor	既存の論文に対する反論や意見を述べるもの．または自身の得た知見を速報的に簡便に編集者に伝えたい場合に用いるもの
その他	雑誌によっては，技術ノート，OPINION(意見)などがある

一方，昨今ではインターネットの普及により，誰でも簡単に医療情報にアクセスできる環境になってきました．臨床の合間を縫って調べものをする場合，簡単に調べられるインターネットを使用する人もいると思います．その際，手間を考えると検索結果の1ページから情報を得たり，そもそも"検索結果の上位は信頼できる情報である"と考えている人もいるのではないでしょうか．しかし実際のところは，そのような事実はありません．検索エンジン最適化（search engine optimization：SEO）とよばれる技術があるサイトが上位に位置し，その内容について精査できるほどのアルゴリズムを検索エンジンはもち合わせていないのです．インターネット時代とよばれる現代においても，このようなインターネットリテラシーについての教育を受ける機会が少ないなかで，医療職が情報を扱う能力を有することが求められています．

玉石混交の情報源から，信頼できる情報をみつけ出すことは容易ではありません．よくある勘違いとして，「論文だから信用できる」，「インターネットだから信用できない」というものがありますが，すべての情報に対して吟味する必要があることに変わりはありません．

例えば，Boutronら[1]が2010年にJAMA誌に発表した論文では，ランダム化比較試験の論文アブストラクトを対象に，主要アウトカムに差がみられなかったにもかかわらず，2次アウトカムやサブグループ解析の結果を引き合いに出し主張する"SPIN"（歪み）の評価を行ったところ，論文のタイトルのSPINは5本中約1本，アブストラクトの結論では5本中約3本がSPINであったと報告されました．さらには，アブストラクトにとどまらず本文においても，結果では10本中約3本，結論では2本に約1本でSPINが認められました．

臨床現場で情報を得る際だけでなく，研究者であっても，本文まで細かく読む時間がなくて抄録から類推する人，本文まで到達しても結論から先に読んで全体を類推する人，本文に記載されていることを鵜呑みにしてしまう人，さまざまな人がいるかもしれません．しかし，Boutronらの結果はその行為に警笛を鳴らしていることになります．

逆に，インターネットの情報であったとしても，専門家がさまざまな論文の根拠をもとにまとめている場合，その情報は「信頼できない」とはいえません．

このようなことから，どのような情報であっても自身で吟味し，記載されていることに対する適切な解釈，限界の把握を行えるようになることが研究を実施するうえでも，臨床現場においても，大切であることはいうまでもありません．

研究につながる抄読会と勉強会

　情報を吟味する能力をつけるうえで重要な役割を担うのが，抄読会，勉強会です．抄読会と勉強会を明確に分けることは難しい場合もありますが，本項では抄読会を論文抄読の会，勉強会を自分で教科書や論文を読んでまとめたものを発表する会，または伝達講習会と定義して話を進めることとします．

●抄読会の役割

　抄読会は，臨床や日常の疑問を解決するために，さまざまな文献をまとめながら論理的かつ批判的に文献を吟味する能力を養うことができる方法です．一般的な抄読会の形態は，各自が選択したまたは抄読会のメンバーがあらかじめ選んだ文献を目的・方法・結果・考察に分けてまとめたり，個人個人で考察を加えたりするものです．

　研究を行ううえで，自分の研究テーマの背景となる文献を抄読会で選択することはよくあることですが，その際どのように文献を選択し批判的に内容を吟味すればよいのでしょうか．

　文献の選択方法は，2-① 「テーマの見つけ方」で解説した PI/ECO を活用すると効率的です．PI/ECO の P，I，O でまずは検索し，参考にしたい論文が抽出されなかった場合は，P，I，O の組み合わせで検索を実施します．最後に，P，I，O のそれぞれで検索するという順番で実施することが勧められます．

　選択された文献について，初学者が批判的に吟味することは容易ではありません．そこで役に立つツールが，研究デザインごとに示されている執筆ガイドラインです．例えば，ランダム化比較試験では CONSORT 声明，観察研究では STROBE 声明，システマティックレビューでは PRISMA 声明というようにそれぞれに執筆ガイドラインがあります．執筆ガイドラインは，Oxford 大学などが運営する equator network（http://www.equator-network.org/）に掲載されています．

　執筆ガイドラインの中身をひもとくと，CONSORT 声明では参加者の選択方法として，適格基準やデータが収集された場所，症例数の決定方法，結果の精度，研究の限界など研究論文に執筆することが望まれる事項が記載されています．これらの事項が書いてあるか否かを評価することが，直接批判的吟味につ

ながるわけではありません．ポイントは，それぞれの事項についてどのような
ことが記載されており，その内容が正しいか，正しいとはいえないまでもその
部分をどのように補完しているか，といったことを吟味することです．

このような批判的吟味のポイントを理解すると，自身が研究する際に気をつ
けるべき要点を知ることもできます．

●勉強会の役割

勉強会は，論文抄読と比べると比較的自由にテーマを設けながら臨床の疑問
に対して解決方法を調べ発表する形式が多いかもしれません．それには，講習
会などを通じて学んだことを伝達するいわゆる伝達講習会も含まれます．疑問
が明確でなかったり，明確であっても What Question（どのような方法が効果的
か，何が要因か，というように明確な仮説がない場合）であったりすると勉強
会形式に行き着くこともあるでしょう．

例えば，脳卒中の歩行機能を改善する手段として電気刺激療法を選択した場
合に，その電気刺激療法について無知であれば一般的にどのようなことがいわ
れているかを包括的に把握する必要があります．疑問としては，「どのような
電気刺激療法が有効か？」となります．このような疑問の場合，1つの論文で
はなかなか全体像をみることができないので，すでに出版されている教科書を
入り口とし，詳細な論文まで行きわたるように調べていくことが理想的です．

このような疑問について調べていくと，実際には抽象的には有効といわれて
いる方法も具体的な方法論がまだ確立されていなかったり，そもそも答えとな
る情報がなかったりといった状況にたどり着くことがあります．もしくは教科
書で書かれているような方法が，後の時代にその効果が立証されなかったり，
結果が覆ったりすることもあります．これはまさに，研究テーマとして成立す
る可能性を示唆しています．知られていない，具体化されていない，確立され
ていない介入方法は臨床で取り入れられにくいため，研究で検証することでよ
りよい方法の普及に役立つかもしれません．

一方，勉強会のなかでも伝達講習会では注意が必要です．講習会で講師が示
す情報は，論文などをもとにした情報の場合と自身の意見である場合が混在し
ています．そのような情報を吟味せずに伝達講習会を行うと，間違って伝わる
こともあれば，受講生が情報を吟味しようにも講師に尋ねる機会がないため，
確認せずに臨床応用されてしまう可能性すらあります．そうならないためのポ

イントは，伝達講習会をする人が講習会内で示された情報について吟味してから提示する，または示された情報を皆で吟味する形式の勉強会にすることです．また，講習会内で示された情報を吟味した結果，研究レベルでは報告がなかったり，報告はあっても自分の対象には当てはまらないかもしれないと思ったら，それは研究テーマとして採用する十分な理由になるでしょう．

　以上のように，研究を開始するうえで(臨床においても)，情報の吟味能力は必須です．その手段として，抄読会や勉強会を開催することは非常に有用であると思います．上記のポイントに注意しながら開催することで，より効率的に研究にもつながりやすくなるため参考にしてみてください．

引用文献

1) Boutron I, et al：Reporting and interpretation of randomized controlled trials with statistically nonsignificant results for primary outcomes. JAMA 303：2058-2064, 2010

(藤本修平)

③どんなキーワードが必要？

文献の集め方

　根拠に基づく医療(EBM)を実践するためには，医療従事者は信頼性の高い文献を収集し，読み解く能力が求められます．また，研究を行う場合には，研究テーマの決定から，論文作成の全段階において文献が必要となります(**表2-2**)．

　文献は，一次論文［原著論文(研究論文)，短報・速報，症例報告など］と，二次論文(総説・解説，システマティックレビューとメタ分析，診療ガイドラインなど)の2つに分けられます．文献を引用する際には，一次論文を基本とします．

検索方法

　効率よく文献検索をするには，文献データベース(**表2-3**)の使用が不可欠です．検索方法には，キーワード検索，著者検索，収集雑誌検索などがありますが，キーワード検索では，語句の選択によって検索結果が変わってしまうことが起こり得るので注意しましょう．例えば，「癌」を「がん」とするのか「悪

表 2-2　文献は研究のどの段階で必要になる？

研究テーマの決定，研究計画立案段階	・研究の背景，手順，手法を参考にする ・参考文献を参考にする(孫引き論文にあたる)
考察の段階	自分の研究結果を先行研究と比較する
論文執筆段階	・論文の書き方，文末の引用，書誌事項の書き方を確認する ・新たな論文が発表されていないかを確認する ・内容に過不足はないかを確認する

表 2-3　医学文献が検索可能なデータベース

データベース名	提供元	特徴	有料・無料
PubMed	米国国立医学図書館	医学関連分野最大級のデータベース．世界中の主要な医学・生物学的関連雑誌に掲載された学術論文の文献情報を検索可能．	無料
MEDLINE	米国国立医学図書館	PubMed の主な構成要素となっている医学文献のデータベース．日本語版あり．	有料
Cochrane Library	Wiley 社	国際的な医療評価プロジェクトであるコクラン共同計画が発行するデータベース．コクラン共同計画が作成するシステマティック・レビューであるコクラン・レビューの収録データベースを中心とした，EBM に役立つデータベースの集合体．ある特定の治療が有効か，ほかの治療法に比べどれだけ優れているか，安全かなど，治療・予防の問題解決のための最優先データベースといえる．	有料
Science Direct	Elsevier 社	科学・技術・医学・社会科学分野の電子ジャーナルと電子書籍を収載する世界最大の全文データベース	有料
J-Stage	科学技術振興機構	日本国内で発行された電子ジャーナルの無料公開システム	無料
Google Scholar	Google 社	世界中の学術雑誌，論文，書籍，記事など，学術資料の検索エンジン	無料
CiNii	国立情報学研究所	国内外の学術論文のデータベース	無料
国立国会図書館サーチ	国立国会図書館	国立国会図書館をはじめ，全国の公共図書館，公文書館，美術館や学術研究機関などが提供する資料，デジタルコンテンツを統合的に検索可能な検索エンジン	無料
医中誌	医学中央雑誌刊行会	国内の医学，歯学，薬学およびその周辺分野の論文情報の検索サービス	有料
メディカルオンライン	株式会社メテオ	国内の学会誌，雑誌に掲載された医学論文の全文を収載．検索は無料．	有料

性腫瘍」や「悪性新生物」とするのかによって該当する論文が異なるのです．そのため，専門分野において，より一般的で使用頻度が高いキーワードを選択する必要があります．

　判断ができない場合には米国国立医学図書館が編集刊行する医学関係のシソーラスである MeSH（Medical Subject Headings）[1]を参考にするとよいでしょう．シソーラスとはさまざまな語句を意味的に分類し，類義語，反義語，上位語，下位語との関係を記述した用語集です．MeSH は最新の医療や医学専門用

語の変化に対応できるように毎年改訂されています．一部の雑誌では，使用する用語に MeSH からの使用を指定する場合があるため，自身が執筆した研究論文をほかの研究者に検索・活用してもらうためにも，検索するときだけでなく執筆の際にも MeSH を確認することが望ましいでしょう．

複数の検索語を組み合わせて検索したいときは，論理演算を使います．検索語を結ぶ論理演算はデータベースによって異なる場合もありますが，一般的なものとしては，「A AND B：A と B の両方を含む文献を検索する」「A OR B：A と B のいずれかを含む文献を検索する」「A NOT B：A を含む文献から B を含む文献を除外して検索する」の 3 つがあります．演算子 AND，OR，NOT は必ず大文字で入力します．

検索雑誌を選択しよう

検索結果から信頼性が高い論文を絞り込む作業も重要です．有名で質の高い雑誌に掲載されている，というのは 1 つの目安になるでしょう．雑誌の質の指標としてインパクトファクター(IF，文献引用影響率)に注目する研究者は多くいます．IF とは，ある雑誌に収録されている論文が，特定の期限内に平均的にどれくらい引用されたかを示す統計的な数値です．Thomson 社が提供する Journal Citation Reports®(JCR®)が備えている評価ツールの 1 つであり，膨大な数の学術雑誌が存在するなかで，その雑誌の全般的な質を示す客観的な評価指標として利用できます[1]．一般的には IF が高いほどより質の高い雑誌とみなされます．雑誌によってはその雑誌の web ページに IF を公表しているものもあります．

しかし，IF は個々の論文の質ではなく，雑誌全体の質を示すものなので，各論文の質や研究の優劣について判断することはできません．また，研究者数が少ない分野では引用回数自体が少ないことも考えられ，異なる分野間の IF を比べることは適切ではありません．さらに，肯定的・建設的な引用なのか批判的なのかということは計算に含まれないのです．このような理由から，IF が真にその雑誌の価値を示しているか疑問視する声も根強くあり，こういった点を考慮に入れて文献を絞り込む必要があるといえます．

参考文献

1) U. S. Natonal Library of Medicine（米国国立医学図書館医学用語集）. https://www.nlm.nih.gov/mesh/（2017.1.10. 閲覧）

（櫻井好美）

④特性を踏まえて活用しよう

ガイドラインを読む・使う

ガイドライン

　ガイドラインは「医療者と患者が特定の臨床状況での適切な診療の意思決定を助ける目的で系統的に作成された文書」と定義されています[1]．特定の疾患について診断や治療の方法を決定する際に，判断材料の1つとして利用することができます．

　ガイドラインは（策定時の）最新の知見をわかりやすくまとめてあるため，医療者は効率よく情報を得ることができます．つまりガイドラインは，根拠に基づく質の高い医療の普及に貢献するものなのです．また，推奨される医療が医療従事者だけでなく患者にも理解可能になるという利点があります．

ガイドラインの形式

　ガイドラインは，臨床的課題（クリニカル・クエスチョン，CQ）形式と教科書形式の2種類に分けられます．CQ形式とは，診療における疑問点（○という疾患に△という治療法は有効か？　など）を設定し，その疑問に対して文献検索した結果から推奨グレード（後述）を決定するものです．CQの定式化の基本形は「Patient：どのような患者」，「Intervention：どのような介入」，「Comparison：どのようなものと比較して」，「Outcome：どうなるのか」のように4項目で構成され，4つの頭文字をとってPICOとよばれます．CQ形式は疑問点と解説が直結しており理解しやすいのですが，対象となる疾患や徴候，治療法の範囲が制限される危険性があります．一方，教科書形式は，臨床的特徴，疫学的特徴など教科書のように系統的に知見をまとめたものです．CQ式に比べ

27

て包括的ですが，幅広い情報を記載するために推奨グレードが確定していないことも含まれている場合があります．そのため近年は CQ 式で作成されることが多くなっています．

ガイドラインのレベル

　ガイドラインは，EBM に基づいて策定されるのが望ましいとされています．ガイドライン策定時には，文献を CQ ごとにシステマティックに検索し，入手した知見の信頼性（エビデンスレベル[2]）を評価します（**表 2-4**）．その後，医療状況（コスト，作成する国の保険制度等）を加味して推奨グレード[3,4]が決定されます（**表 2-5**）．推奨グレードは，推奨事例の確信度合を分類したものです．推奨グレードの決定法はガイドラインによって異なりますが，一般的には A〜D に分類されます．

ガイドラインを利用する際の注意点

●策定された年を確認しよう

　ガイドラインは毎年改訂されるものではないため，過去に推奨された内容が最新の医療状況とかみ合わなくなるということが起こり得ます．そのため策定年を確認し，古いガイドラインには注意が必要です．最新のものが出ていないかを確認するようにしましょう．

●ガイドラインは指針であり，強制ではない

　推奨グレードは最も標準的な指針であり，医療者の経験や裁量を無視して実際の診療行為を強制するものではありません．また，診療ガイドラインは良質につくられているとしても，あくまで既存エビデンスの集合体であり，すべての患者の状況にあてはまるとは限りません．
　Haynes ら[5]は EBM 時代における臨床意思決定の関連要因として「患者の病状と環境」，「研究によるエビデンス」，「患者の価値観と行動」を挙げ，それを

表2-4　エビデンスレベル

エビデンスレベル	内容
I	システマティックレビュー/ランダム化比較試験のメタアナリシス
II	1つ以上のランダム化比較試験による
III	非ランダム化比較試験による
IVa	分析疫学的研究(コホート研究)
IVb	分析疫学的研究(症例対照研究, 横断研究)
V	記述研究(症例報告・ケーススタディ)
VI	患者データに基づかない, 専門委員会や専門家個人の意見

表2-5　推奨グレード

推奨グレード	内容
A	行うように勧められる強い科学的根拠がある
B	行うように勧められる科学的根拠がある
C1	行うように勧められる科学的根拠がない
C2	行わないように勧められる科学的根拠がない
D	無効性や害を示す科学的根拠がある

［ガイドライン特別委員会　理学療法診療ガイドライン部会：理学療法診療ガイドライン　第1版(2011). 日本理学療法士協会, 2011. http://jspt.japanpt.or.jp/guideline/(2017.1.10.閲覧)より引用］

統合するのは「医療者の臨床経験」であると述べています(図2-1). 診療ガイドラインを利用する際には, その役割と限界を理解し, 診療の最終決定は, 施設の状況や患者の個別性を加味してなされるべきでしょう.

ガイドラインを読むには

　医療機能評価機構のデータベース(医療情報サービスMedical Information Network Distribution Service：MINDS)には, さまざまな疾患に関するガイドラインが掲載されています. また, 研究機関や関連学会のwebサイトにもガイドラインへのリンク集が掲載されています.

　EBMに基づき, かつ, 患者の個別性を保証した理学療法の実践のために

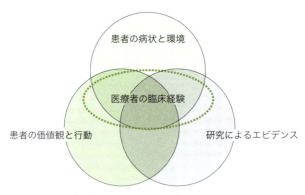

図 2-1　EBM 実践に必要な 4 つの要素

［Haynes RB, et al.：Physicians' and patients' choices in evidence based practice. Brit Med J 324；1350，2002 より転載，一部改変］

は，常に対象疾患のガイドラインを把握しておく必要があるでしょう．

文献

1) Field M, et al：Clinical practice guidelines, Washington DC：Institute of Medicine, National Academies Press，1990
2) 福井次矢，山口直人（監）：システマティックレビュー．Minds 診療ガイドライン作成の手引き 2014．pp30-50，医学書院，2014
3) 福井次矢，山口直人（監）：推奨．Minds 診療ガイドライン作成の手引き 2014．pp52-59，医学書院，2014
4) ガイドライン特別委員会　理学療法診療ガイドライン部会：理学療法診療ガイドライン　第 1 版（2011）．日本理学療法士協会，2011．http://jspt.japanpt.or.jp/guideline/（2017 年 1 月 10 日閲覧）
5) Haynes RB, et al：Physicians' and patients' choices in evidence based practice. Brit Med J 324；1350．2002

〔櫻井好美〕

3

研究デザインのポイント
陥りやすい罠とは？

　臨床研究を成功させるうえでの第一の
関門が，適切な研究デザインを設定する
ことです．本章では，適切な研究デザイ
ンを選択し，よりよいものに練り上げる
ために必要な知識を，理学療法場面での
具体例とともに詳しく解説します．

①患者さんの理学療法の効果を知りたいとき，どのような研究デザインを考える？

研究デザインの選択

研究デザインを考えよう

　例えば「脳卒中の患者さんに積極的に理学療法を行うと生活の質(QOL)が改善する」という仮説の確証を得たいとき，どのような研究デザインを考えますか？

　理学療法を行うにあたり，心身機能レベルだけでなく，活動・参加レベルでの改善も近年では求められます．先ほどの症例を「脳卒中」ではなく「大腿骨頸部骨折」，「心筋梗塞」，「肺がん」などほかの疾患に変えると，多くの疾患に対して適応がある研究テーマであると思われます．この場合，単純に，脳卒中の患者さんに理学療法を行う群と行わない2群を設け，2群間でQOLの値について比較すれば結果は明らかであると思います．

　しかし，リハビリテーション医療が重要視されている現在，「脳卒中の患者さんに理学療法が行われない」という対照群を設けることはまずあり得ないと思いますので，今回は「積極的に理学療法を行う群」と「通常理学療法を行う群」の2群間で比較するほうが，意味のある研究となるでしょう．積極的理学療法とは，例えば土日などの休日も理学療法を行うなど，後者よりも理学療法の実施頻度が高い，時間が多い場合といったように，具体的に考える必要があります．

　先ほどの例に対し図3-1のような研究デザインを考えました．積極的理学療法群として週7日理学療法介入患者20名，対照群として週5日理学療法患者20名を選定し，4週後QOLを測定しました．結果として積極的理学療法群が対照群と比較し有意にQOLの値が向上したため，積極的理学療法がQOLに関与したと判断します．一見，適切な研究のようにみえますが，対象者の背景がわからないため，よい研究デザインとはいえません．例えば，積極的理学療

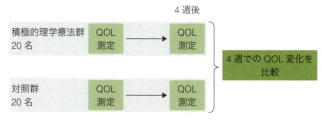

図 3-1 適切ではない研究デザイン
2群間での患者背景がわからず,それが結果に影響してしまうかも.

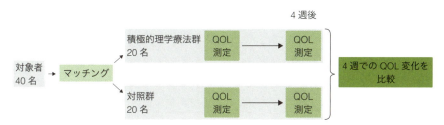

図 3-2 適切な研究デザイン
マッチングによって2群の背景がそろっていて,結果に影響しない.

法群が対照群と比較すると年齢が有意に若かったり,麻痺や高次脳機能障害の程度が異なっていると,これらの要因がQOLの値に影響することが考えられます.このような要因を余剰変数(バイアス)といい,できるだけ取り除かなければなりません(詳しくは3-③,④を参照してください).

　では先ほどの例をどのように修正すればよいでしょうか? バイアスが入らないようにデザインされた研究を行うようにすればよいということになります.図3-2のように修正してみましょう.積極的理学療法群と対照群のなかで年齢,麻痺の程度,高次脳機能障害の程度などQOLの値に影響する因子に差がないことを確認し,そのうえで4週後QOLの値を測定し,両群間で比較するとよいと思われます.ただし,理学療法施行中の4週間の間に結果に影響を与える可能性のあるほかの因子が入らないような配慮が必要です.

目的と方法を明確にしよう

このように，研究デザインを考えることは研究を始めるにあたり必ず通る難関だと思います．研究デザインを考えるためには，目的と方法を明確にする必要があります．この目的と方法がぶれてしまうと，自分が何をやりたいかわからなくなってしまいます．

研究の目的は，何を，どこまで明らかにしようとするのか，具体的なものを示すことが重要です．今からやろうと思っていることがどこまでが明らかになっているか，どこまでが明らかになっていないかを示していくとよいと思います．先行研究などを調べる際，先行研究で明らかになっていないこと，問題となっていることなどが見えてくると思います．ひょっとしたら先行研究の方法が間違っているかもしれませんし，その問題点を見つけると，「どこまでが現在わかっており，それ以上が現在わかっていないため，明らかにしていこう」という目的が見えてくると思います．

研究の方法は，いつ，誰が，どこで，どのように行われるか，漠然と示すのではなく，詳細に示す必要があります．方法は「この方法のとおりにこの研究を行えばほかの人でもできる」といった再現性が高くなるように，詳細に説明していきます．冒頭の例では，特に「どのように行われるか」があいまいであったと思われます．

目的や方法に指摘を入れよう

では，どうしたら研究の目的や方法がぶれずに明確に示すことができるでしょうか？ それは，目的や方法を考えたらその目的や方法に対し「でもこれはおかしいよね」，「こういう場合はどうだろう？」とその都度批判的に問題を指摘して検討をしていくことです．問題の指摘がなくなれば，目的や方法が明確になってきたと考えられます．

図3-1 の研究デザインをもう一度みてみましょう．図3-1 の研究デザインに対し，図3-3 のように問題を指摘していきましょう．例えば，「対照群のほうが麻痺が重いのでは？」，「積極的理学療法群は実は作業療法も多くやっている

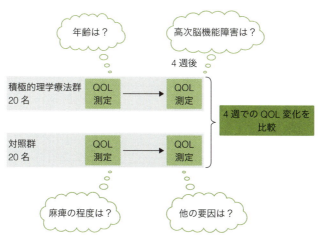

図 3-3 適切ではない研究デザインに対し指摘をする

のではないの？」などと問題の指摘を入れていくと，研究デザインの修正につながります．この作業を繰り返し，問題の指摘事項がなくなればよい研究デザインであると考えてよいでしょう．

参考までに，先行研究や先行文献を調べていくなかで行うとよい方法のなかに「クリティーク」というものがあります[1]．クリティークとは一般的に「批評・評論・論述」を示します．文献に対し「よいところ，悪いところ」を批判的にみることで，文献について評価していく作業になります．クリティークの考え方についての例を**表 3-1**にまとめます．

このクリティークの作業を，自分の考えた研究デザインについて行うとよいでしょう．研究デザインを批判的にみることで，研究デザインを修正していき，この作業を繰り返していくなかで，よい研究デザインが生まれると思います．批判的に研究デザインをみることにより，自分の研究についても客観的に検討することができるようになります．

研究デザインは，はじめからうまくいくということはほとんどありません．失敗例を積み重ねていくうちによい研究デザインができるようになると信じ，失敗を恐れずに研究デザインを考えていくとよいと思います．

表 3-1　クリティークのガイドライン（量的研究）

1. 目的
1) 研究目的は明確であるか
2) 研究目的が有意義であるか
3) 研究目的は，合理的な根拠のもとに導かれているか
4) 最新の文献（過去 5〜10 年）を使い，適切なレビューをしているか

2. デザイン
1) 研究の目的に合った研究デザインを適用しているか
2) 変数間の関係を図示する概念図はどんなものか（独立・従属変数，尺度など）

3. サンプルとサンプリングの方法
1) 研究結果をあてはめる母集団は定義されているか
2) 対象者は適切な基準や手順で選ばれているか
3) 統計的な有意差を出すのに十分なサンプルサイズであるか

4. データ収集の方法と項目
1) 介入内容のプロトコルは再現可能なものか
2) データ収集の方法やプロセスが明確であるか
3) 測定用具の水準は明確であるか
4) 測定用具の信頼性と妥当性は十分であるか
5) データ収集や介入におけるバイアスは最小限であるか

5. 倫理的配慮
1) 対象者に対する研究参加の説明と了承をとる方法は適切であるか
2) 研究のプロセスは人権擁護などに配慮しているか

6. データ分析
1) データの形式に合った分析手続きか
2) 研究デザインに合った結果が示されているか

7. 知見
1) 分析結果は，明白でわかりやすいか
2) 研究デザインに合った結果が示されているか

8. 結果の解釈
1) 研究目的や分析結果と一貫した考察が行われているか
2) 研究結果について，どのように一般化されているか
3) 研究の限界について，どのように述べられているか
4) 研究結果では，実践への活用についてどのように述べられているか
5) 今後の研究への示唆は，どのように述べられているか

資料作成：河野あゆみ（大阪市立大学）
［村嶋幸代，他：よい論文を書くために：「クリティーク」に焦点をあてて―平成 20 年度　日本地域看護学会研究
活動推進委員会研修会から，日地域看護会誌 11：93，2009 より引用］

引用文献

1) 村嶋幸代：よい論文を書くために：「クリティーク」に焦点をあてて―平成 20 年度　日本地域
看護学会研究活動推進委員会研修会から，日地域看護会誌 11：93，2009

（黒岩澄志）

3 研究デザインのポイント　陥りやすい罠とは？

②それぞれの研究デザインの特徴を把握しよう

研究デザインの概要

　では研究デザインにはどのようなものがあるのでしょうか？ **表3-2** に研究デザインの分類についてまとめました．なお，順番は本書の掲載順としております．各研究デザインの詳細は本書の各項に詳しくまとめていますが，本項では各研究デザインの簡単な紹介を行います．

症例研究

　症例研究はある1つの症例（ケース）に対し仮説を立てて，それを検証していく研究のことをいいます．症例研究の特徴としては，ほかの介入研究などは「対象全体」に対する研究であることに対し「1つの事例」に対する研究であ

表3-2　研究デザイン

デザイン	詳細分類	
症例研究(p.37)		
シングルケース法(p.38)		
観察的研究(p.39)	横断研究	
	縦断研究	後ろ向き（症例対照研究） 前向き（コホート研究）
調査研究(p.40)		
介入(実験)研究(p.40)	ランダム化比較試験 準ランダム化比較試験 クロスオーバー比較試験	
メタアナリシス， システマティックレビュー(p.41)		
質的研究(p.42)		

37

る点です．研究者自身の知識・技術の向上や気づきを得るために行います．具体例としては，担当した患者に関して難渋した点，工夫した点などをテーマとして，実際の経過のなかで実際に行ったことを記述し，考察を行います．

　単一症例についての研究のため，エビデンスレベルとしては低くみられてしまいます．しかし，ほかの研究と比較し症例研究のほうが重要視される場合もあります．本書でも後述しますが，あくまで研究を行う際に行う統計処理は95％信頼区間*のもとで行うものであり，すべての症例において適応されるわけではありません．

　実際に診療を行っていると，文献などにあてはまらない症例にも多く遭遇します．この難渋した症例に対し症例研究を行っていく場合が多く，「なぜそうなったか？」，「文献にはこう書いてあるけど，この部分は違う」などと詳細に考察していく過程が非常に重要であり，この過程が研究者自身の知識や技術の向上につながっていきます．症例研究を1つひとつ積み重ねていく過程が自己研鑽につながるわけです．また，難渋した症例を何例か経験し症例研究を積み重ねていくなかで新たな疑問点がみつかり，これが新たな研究を生む土台となることもあります．

シングルケース法

　シングルケース法は主に1症例を連続的に分析していく方法です．シングルケース法は，一般的にベースライン期をA期，介入期をB期と設定し，ベースラインとそれに続く介入期間の設定を行い，分析を行います．シングルケース法における各種介入デザインの例を表3-3に示します．

 信頼区間：ある確率（信頼係数）の比で母数がそのうちに含まれると推定された区間のことをいいます．95％信頼区間とは，無作為抽出を100回繰り返した場合，95回は信頼区間中に母数が含まれるということを示します．しかし，5回は信頼区間中に母数が含まれないということを示します．この場合にあてはまってしまうケースもありますので，すべての症例に適用されるわけではありません．

表 3-3　シングルケース法における各種介入デザイン

研究デザイン	研究の概要	長所	短所
AB	最もシンプル．ベースラインから介入し効果を検証する	短い時間で実施できる	介入の効果として，自然治癒などの影響を排除できない
ABA	ABの欠点を補うデザイン．介入後，ベースラインに戻す	介入後，ベースラインに戻すため，Bの偶然にもたらした可能性を排除できる	介入の効果があった場合，ベースラインAで終了するため，不利益な状態で終了する
ABAB	ABを2回繰り返す	介入の効果を2回確認できる 自然治癒などの影響がより排除できる	長い期間の経過を要する
BAB	介入Bから始め，ベースラインに戻し，再び介入する	介入から始まり介入で終わるため臨床的である	最初にベースラインを設定していないため，最初の介入後のベースラインの信憑性に欠ける
ABCB	最初のベースラインはA，後半のBCBで介入Bの効果判定を行う	異なる介入の効果がみられる	AとCで異なるため，直接比較ができない

観察的研究

　観察的研究には横断研究と縦断研究があり，縦断研究には後ろ向き研究（症例対照研究）と前向き研究（コホート研究）があります．

●横断研究

　横断研究は母集団からサンプルを集めて，その集団内での相互関係を示す研究です．母集団からサンプルを集めて行うため比較的短時間で多くのデータを得ることができます．

●縦断研究

　過去の事象について調査する研究を「後ろ向き研究」，研究を立案，開始してから新たに生じる事象について調査する研究を「前向き研究」といいます．より簡潔にいうと，原因から入るのが前向き研究，結果から入るのが後ろ向き

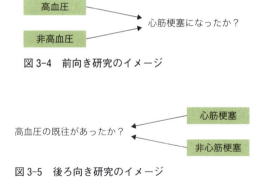

図 3-4　前向き研究のイメージ

図 3-5　後ろ向き研究のイメージ

研究です．例として，「高血圧の人は心筋梗塞になりやすい」を考えてみましょう．
　前向き研究は，高血圧の群とそうでない群を設定して，経過を追跡していき心筋梗塞になるか観察します(図3-4)．後ろ向き研究は，心筋梗塞になった群とならなかった群を設定して，過去の既往歴を調査します(図3-5)．

後ろ向き研究（症例対照研究）
　ある群に対して後ろ向きにカルテなどから調査し，因果関係などを分析する研究です．

前向き研究（コホート研究）
　横断研究はあくまで因子間での関連があるかないかを示す研究であるため，因果関係や原因までは導けません．この欠点を補うのがコホート研究です．コホート研究は，研究対象の群(コホート)をある一定のある一定期間にわたって観察する研究であり，観察期間中のアウトカム，例えば機能障害などの出現の発生率，予測因子とアウトカムの因果関係を分析することができます．

調査研究

　調査研究とは，アンケートなどを郵送・電話などによって回答を得て，データの処理・分析を行うものです．対象者を多く設定できるため，大規模に実施できる利点がある反面，回答は基本的には対象者自身の感覚に基づくものであ

るため回答の質は少し低下する欠点があります.

介入（実験）研究

介入研究は介入・治療の効果を検証する研究デザインで，基本的には前向き研究です．介入研究にはランダム化比較試験（RCT），準ランダム化比較試験，クロスオーバー比較試験などがあります．

●ランダム化比較試験

治療以外の背景因子がすべて差がないように対象を群分けし，介入の効果を検証する研究です．乱数表を用いてランダム化を厳密に行います．

●準ランダム化比較試験

カルテ番号やくじ引きなどを用いて，ランダム化に準じた割り付けを行う比較試験です．

●クロスオーバー比較試験

対象を介入群，対照群の2群に分けて介入を行ったあと，いったん介入を中止します．その後介入の有無を交換してサイト経過を追跡して比較する研究法です．

メタアナリシス，システマティックレビュー

メタアナリシスとは，複数の臨床研究のデータを単純に平均するのではなく，データのばらつきの度合いで重みづけしてからデータを統合する統計学的手法です．また，システマティックレビューとは，明確に定式化された疑問について，関連する研究の特定・選択・批判的吟味，および採用研究からのデータを集めて解析する，系統的で明確な方法を用いるレビューです．

質的研究

　これまで述べてきた，介入に伴いその効果を判定する研究を主に量的研究というのに対し，個別事例に対して観察された現象を記述，抽出し分析する研究を質的研究といいます．観察やインタビューなどから得られたデータから本質を見出すことを目的とします(コラムもご参照ください)．

　インタビューの方法には，構造化，半構造化，非構造化の3種類があります．構造化インタビューはあらかじめ質問項目が確定していて，それ以外の質問は行いません．半構造化インタビューは，あらかじめ質問項目は決めておきますが，インタビュー対象者の反応をみて必要に応じて変更を加えていく方法です．非構造化インタビューは，インタビューガイドをまったく作成しない方法です．いずれにしても，インタビューの技術により結果が左右されるので，十分なトレーニングが必要になります．知識のある先生や先輩などにロールプレイを依頼し，インタビューを実際に行ってみて，インタビュー内容を録音して逐語録を作成し，フィードバックを得たりするなどして，インタビューの技術を向上させていくとよいと思います．

　主な質的研究の内容は，以下のようなものが挙げられます．

●質的記述的研究

　これまでにほとんど研究が行われていない領域で，現象の記述を目的として行われる質的研究のことをいいます．例として，よりよい臨床実習を行うために実習指導者がどのような点を工夫しているかを明らかにする研究などが挙げられます．

●グラウンデッド・セオリー

　グラウンデッド・セオリーは，実践に変化をもたらすことが可能な具体理論を生成することを目的とした方法です．人間は他者や環境との相互作用によって変化していくことを前提としています．その変化のプロセスや影響する要因について，観察とインタビューによってデータを集め，情報をコード化・カテゴリー化し，それを繰り返し修正していきます．例として，脳卒中患者の身体イメージの変化などについての研究などが考えられます．

●エスノグラフィー

エスノグフラフィーの起源は文化人類学です．ある集団の人々が実際に生活している場のなかで自然なままの生活様式や認知パターンを記述し，そのなかの特有の文化や価値体系を探究する研究方法です．研究対象とする集団の生活の場に出向き，研究者に対するその集団の反応を含めて，得られたすべての情報をデータとして記録します．理学療法の場面で例えると，看護部などの他職種やある疾患の家族会に出向き，調査する研究などが挙げられます．

●現象学的研究

現象学的研究は対象者の主観的体験を重視し，その体験様式の特徴や経験の主な意味を探していくことを目的とした研究方法です．例として，理学療法士が考える「よい理学療法」と，患者が体験した「よい理学療法」との違いについて患者に「よい理学療法」についてのインタビューを行い，共通事項を見出していく方法などが挙げられます．

●事例研究

事例研究とは，事例の経過とケアへの反応を記録し，今後のケアへの考察を行う研究です．

(黒岩澄志)

C OLUMN 質的研究の意義と難しさ

　医療分野では，より効果的で安全で効率的な質の高い医療を実践するために，その行為の根拠となる科学的に検証されたエビデンスの構築が求められています．そして，そのためには臨床で感じている問題や疑問から仮説（クリニカル・クエスチョン）から仮説（リサーチ・クエスチョン）を立て，その仮説を検証するための研究計画を立案します．このような手順で考えられた，いわゆる仮説検証型の研究計画の多くは，仮説を検証するための結果（アウトカム）を数量化して測定されるため「量的研究」とよばれることがあります．本書でもこのような仮説検証型の研究方法を中心に述べていますが，それとは別に本項で紹介している「質的研究」というものもあります．

　量的研究では結果を重要視して研究計画を立てますが，質的研究では結果よりも結果に至る過程（プロセス）や影響を与える要因や環境（文脈）を探究することに重きをおいています．実際の研究では，面接や集団の活動に参加しながら観察（参与観察）を行うことが多いのですが，得られたデータは数量化するのではなく，対象者の発話内容や態度などをできるだけ忠実に記録し解析を行います．

　面接は仮説検証型の量的研究でも行われますが，仮説検証型では面接者が変わっても結果に影響を与えないように，通常は質問内容や質問の方法を一定にする方法（構造化面接）が用いられます．一方，質的研究では対象者の状況や回答に応じて質問の内容や順序などを適宜変える方法（半構造化面接）がとられることが多くなります．そのため，質問者によって得られる面接結果（データ）は変わる可能性があります．

　また，得られたデータの解析でも，量的研究では定められた手順（プロトコル）に基づいて処理され信頼性や一般化された結論を導き出すことが重視されますが，質的研究では結果よりもプロセスや文脈そのものが重視されるので，解析には時に主観的な推論も加えながら行われます．実際には，記述された情報からキーワードとなる単語などを抽出し，分類したり，関係性を見つけるような作業を行うため，解析には一般的に量的研究よりも質的研究のほうが多くの時間を必要とします．しかし，どんなに時間をかけてもやはり解析者による差は出やすくなります．

質的研究では量的研究では明らかにしづらい結果に至るプロセスや影響を与える因子を推論するといった意義がありますが，科学的な再現性を担保しづらいといった難しさもあります．しかしながら，量的研究と質的研究は対立するものではなく，相互が補完しあうものです．興味があれば質的研究についても勉強するとよいでしょう．

(高倉保幸)

③研究の対象者の選び方，それで OK？

基準の数と対象者バイアス

対象者はどう選ぶ？

　ここまで，研究デザインについて説明してきました．では研究を行う際に，対象者をどのように選んでいけばよいのでしょうか？　以下の Case を例に示すので考えてみましょう．なお，今回の Case にはベースの知識(医学的事項)として必要な事柄が数多くありますが，あくまで対象者の選び方についての説明を中心に行うので，医学的事項は無視してかまいません．

Ｃase　大腸がんの術後運動耐容能について知りたい

　大腸がんの術後運動耐容能に関する因子についての研究を行いたいと思います．対象は A 病院外科において大腸がんの手術を行った患者 40 名．術前後の運動耐容能の指標として 6 分間歩行試験を術前と退院前日に行い，そのほかに筋力・呼吸機能検査を指標とし，運動耐容能に影響する因子を検討することとします．

　いかがでしょうか？　大腸がんの術後症例が 40 例であればかなりの数が集まっており十分な研究が行うことができると思います．しかし，この 40 例の内訳はどうなっているのでしょうか？
①術式：腹腔鏡手術 28 名，開腹手術 12 名
②がんの stage 分類：Ⅰ 15 名，Ⅱ 18 名，Ⅲ 7 名

上述したとおり，今回は疾患に対する知識についての詳細な説明は行いませんが，今回の Case での問題点は，①と②で術式やがんの stage 分類を考慮せず「大腸がん患者」と1つの集団としたことにあります．腹腔鏡手術と開腹手術では患者への負担が異なるので，術式でも運動耐容能に影響します．また，術式によって在院日数にも大きく影響します．がんの stage 分類でのⅠとⅢでは患者背景が大きく異なることが予想されます．つまり，術式や stage などの要因は取り除いたうえで対象者を選ばなければなりません．

今回の Case は大腸がん患者としましたが，例えば脳卒中患者のバランスに関する因子の検討に関しても同様のことがいえます．Brunnstrom stage がⅠの患者とⅤの患者ではベースの状態が異なるので，「脳卒中患者」と1つの集団でまとめることには問題があります．

対象者数，標本，母集団の正規分布に注意！

研究を行うにあたり，念頭におかなければならないことがあります．まず，対象者(集められたデータ数)がどのくらいあるかです．いくらよい研究計画を考え，よい結果が得られたとしても，対象者が1桁であったら信憑性に欠けることは想像に難くないと思います．具体的にこの研究では対象者が何名といった明確な基準はありませんが，対象者は多いほうが望ましいと考えられます．

もう1つ念頭におかなければならないことは，対象者はどういう分布をしているかということです．「標本」から推測する「母集団」が「正規分布」していると仮定されている必要があります．

ここで用語の整理をします．先ほどの Case では大腸がんの手術を行った患者40名を対象者としていますが，この40名はあくまで日本で大腸がんの手術を行った患者のなかからの代表者です．本来は日本の大腸がんの手術を行った患者すべてで検証することが望ましいのですがとても無理です．この選ばれた40名で得られた結果が少なくとも日本で大腸がんの手術を行った患者であれば反映できる，と考えられます．

統計学のなかでは，最終的に研究の結果を反映する対象のことを母集団(population)といいます．研究で対象とする代表者(被験者)のことを標本(sample)といいます．そして，その標本を母集団から選んでくることを標本の抽出

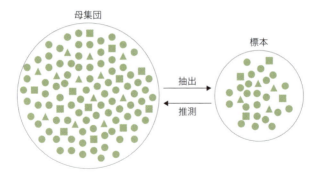

図 3-6　母集団と標本
標本を抽出するときには，属性などが偏らないようにすることが大切．

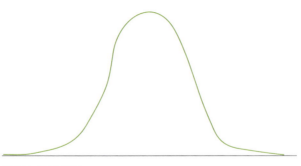

図 3-7　正規分布

(sampling)といいます．標本で得られた結果を母集団に反映させることを推測 (inference)といいます．母集団と標本の関係性を図 3-6 にまとめます．
　データをまとめた際，中央の階級のデータが最も多くなり，左右に階級が移動するにつれてデータの個数が少なくなります．このようなデータ分布が単一山形で左右対称の釣鐘形の形状になることを，「データが正規分布に従う」といいます(図 3-7)．データが正規分布に従わないと統計手法が大きく異なってしまいます．図 3-8 に，正規分布に従わない例を紹介します．

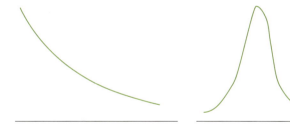

図 3-8 正規分布に従わない例

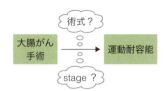

図 3-9 バイアスの有無
大腸がん手術後の患者の運動耐容能について研究する場合，バイアスのかかる要因は何だろうか？

バイアスをできるだけ取り除こう

　先ほどの Case では，「大腸がん stage II で腹腔鏡による手術を行った患者 40 名を対象とした術後運動耐容能に関する因子の検討」と修正するとよいかと思います．術式や stage などバイアスのかかる要因をできるだけ取り除くようにしなければなりません．図 3-9 に，研究におけるバイアスの有無について図示します．

　バイアスをできるだけ取り除くようにするには，3-①で紹介したように，「こういう場合はどうだろう？」とその都度問題の指摘をしていくことが必要です．その積み重ねが，よい研究を生み出す方法なのです．

（黒岩澄志）

④研究の価値を損なわないために

アウトカムの設定，測定方法とバイアス

アウトカム

アウトカムとは，成果は結果という意味で，臨床研究では臨床転帰・予後のことを指します．臨床転帰とは臨床経過の結末のことをいい，発症・治癒・入院・退院・死亡などがあります．アウトカムの例として，脳卒中の患者に対し行った理学療法の頻度の違いによって自宅退院した（または施設に入所した）割合についての研究などが挙げられます．

一方，アウトカムと似たような言葉にエンドポイントがあります．エンドポイントはアウトカムと同じ意味で用いられることもありますが，本来はアウトカム（研究結果）を判定する具体的な指標のことをエンドポイントとよびます．例えば，歩行練習の効果というアウトカムを測定するためのエンドポイントの1つに歩行速度があります．実際には，理学療法の効果は歩行速度だけではなく，痛みや歩容，歩きやすさ，体力，運動耐容能などさまざまです．しかし，実際の研究ではすべてを調べることはできませんので，特定の指標（エンドポイント）を使って研究を進めます．このように考えると，エンドポイントはアウトカムの一部分であり，アウトカムというのはエンドポイントよりもより包括的な指標であるといえます．

以下，Caseを挙げながらアウトカムのよい測定方法とバイアスについて説明していきます．

Ｃase 大腿骨転子部骨折患者の荷重時痛による転帰について知りたい

大腿骨転子部骨折を呈しγ-nailを施行した患者を対象に，術後1週目での

50

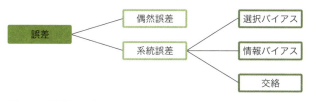

図 3-10　誤差の分類

荷重時痛の程度が転帰に及ぼす影響について研究を行いたいと思います．対象はA病院整形外科で大腿骨転子部骨折を呈しγ-nailを施行した患者50名です．既往に脳血管障害などをもつ症例や認知機能低下症例は除外しています．理学療法を行い，術後1週目の術側荷重時痛をVAS*で評価し，転帰を自宅退院・転院（回復期リハビリテーション病棟など）・施設入所とし，荷重時痛の程度と転帰の因果関係について検討することとします．

●誤差

　このCaseにおける測定方法とバイアスについて考えてみましょう．まず，誤差について説明します．図3-10に，誤差の分類について紹介します．観察された結果と真の値の差を誤差といいます．誤差は偶然に起こる偶然誤差と，偶然ではなく何らかの意図をもって起こる系統誤差に分類されます．系統誤差はさらに選択バイアス・情報バイアス・交絡の3つに分類されます．研究を行う以上誤差のない研究はまずありません．しかし，誤差が大きすぎると結果の妥当性がなくなってしまいます．いかに誤差の程度を小さくするかが研究を行ううえで重要になります．

偶然誤差

　偶然誤差とは，真の姿を中心にランダムに散らばった誤差のことをいいます．例えば，50cmの棒をメジャーで測定する場面を想像してください．何回測定してもぴったり50cmの数字が出ないときがあります．49cmの場合や51cmの場合も何回かは現れてしまいます．これは棒の長さが変化するのでは

用語解説　VAS：痛みの程度などを評価するために使われる方法です．長さ10cmの線分を例として左端を「痛みがない」，右端を「想像する最大の痛み」として，患者自身に現在の痛みがどの位置にあるかペンで記してもらい，左端からの距離(mm)を測定します．

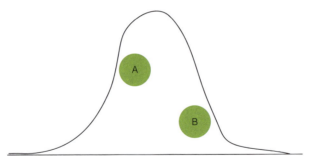

図 3-11　正規分布から考えられる選択バイアス
集まった対象者が A か B かで得られる結果が異なる.

なく，メジャーの張り具合や測定位置によってわずかではあっても値が変化するからです．つまり結果は 50 cm 1 つですが，測定値は 50 cm を中心に散らばりをみせるわけです．1 回の測定が本当の真の値とは限らず，同じ測定を複数回行い，その平均値をとることがあります．そのため，偶然誤差には検者間・検者内での信頼性が高い測定方法が望まれます．偶然誤差を少なくするには対象者の人数を増やすことが望ましいでしょう．

系統誤差

系統誤差はバイアスともいわれ，さまざまな場面に存在し研究結果を捻じ曲げます．系統誤差は選択バイアス・情報バイアス・交絡の 3 つに分けられます．

選択バイアス

選択バイアスは対象者を選ぶ際に起こり，研究参加者の背景が研究結果を捻じ曲げてしまうものです．図 3-11 は正規分布から考えられる選択バイアスの例です．対象者が図 3-11 の A 周辺と B 周辺のどちらが集まったかで得られる結果が異なります．対象者を選ぶ際に募集する方法を選択すると，募集を見て参加しようと思った群は参加しない群と比較すると意識や意欲が異なる（高い）傾向にあるため，結果がよい値になりやすくなります．

選択バイアスへの対策は，母集団からの無作為抽出です．予定されたサンプル集団から実際の研究参加者の誤差をいかに少なくするかが大切です．研究を進めるなかで脱落者や欠損値が多くなった場合は誤差が大きくなります．そのため，脱落者が出現しないようフォローアップを多くしたり，欠損値が少なくなるように測定時に確認作業を徹底することが誤差を少なくします．

表 3-4　情報バイアスの例

情報バイアスの種類	内容
思い出しバイアス	過去の情報を思い出すことが不十分なときに起こるバイアス
面接バイアス	面接の仕方によって誘導されてしまうバイアス
代理面接バイアス	本人以外が答える場合に起こるバイアス
サーベイランスバイアス	集団のモニターを行うとき，疾病の確認を他の集団より念入りに行い，要因と疾病発症の関係を捻じ曲げてしまうバイアス
発見徴候バイアス	要因の有無によってアウトカムの測定のされやすさが異なり，要因とアウトカムの関係を捻じ曲げてしまうバイアス

情報バイアス

　情報バイアスは研究対象者から得られた情報が間違っていた場合に生じるバイアスです．表 3-4 に情報バイアスの種類をまとめました．思い出しバイアスに対しては診療録など過去に記載されている記録から抽出すると対策できます．面接バイアスに対しては面接者の質問の順番や質問の仕方など標準化したマニュアルを作成することが望ましいでしょう．サーベイランスバイアスや発見徴候バイアスに対しては，対象者がどちらに割り付けられているのかがわからないように盲検化*することである程度は対応可能です．

交絡

　研究において A と B の関連を調べるとき，A を要因に B をアウトカムとして因果関係を結論づける場合は少なくありません．交絡はこのように因果関係を考える場合に起こり，要因 A の効果がほかの変数(要因 X)の効果と混ざり合い，結果として要因 A とアウトカム B の間の関係を捻じ曲げてしまうことをいいます．交絡への対策は，計画段階におけるランダム化・限定・マッチング，解析段階における層化・モデルによる調整によって行われます．

 盲検化：研究において被験者や評価者が研究の内容を知ってしまうと，先入観をもってしまい結果に影響を及ぼしてしまうことがあります．内容を知らせないようにすることを盲検化といいます．

バイアスをできるだけ除き，
限界を踏まえた解釈を行おう

　先ほどの Case を考えてみましょう．まず VAS の測定方法です．VAS の測定には情報バイアス(特に面接バイアス)が生じやすいため，質問の順番や質問の方法などを明確に示します．研究計画の段階で，測定方法に関して明確に記述し，その方法に沿って行う必要があります．VAS の測定結果自体が，1 回の測定で真の値であるかどうかいいきれないため偶然誤差が生じやすいのです．そのため，偶然誤差に対する対策として対象者を増やすといった配慮も検討します．

　また，今回の Case では A 病院で γ-nail を施行した患者を対象者としていますが，大腿骨頸部骨折自体が高齢者に起こりやすい骨折のため，対象者の背景が研究結果に影響する選択バイアスが生じやすくなります．高齢者の場合，既往歴や環境因子・個人因子もさまざまなので，交絡も生じやすくなります．

　繰り返しましたが，このように研究を行う以上誤差のない研究はまずありませんし，完全に誤差を取り除くことができないのが実状です．しかし，誤差が大きすぎると結果の妥当性がなくなってしまうため，いかに誤差の程度を小さくするかが研究を行ううえで重要になりますし，また自分の行った研究の限界を理解して解釈する必要があります．学会発表や論文のなかで考察では，限界(limitation)について記載する項目があります．バイアスにより結果がどのような方向に偏っているかを考え，結果を解釈することが重要です．

(黒岩澄志)

⑤症例研究をはじめよう

症例研究に必要な項目

症例研究（Case Study）

　症例研究は，「ある疾患の病態，病理，管理さらに転帰を説明する個別の症例について，詳しく記述分析すること」とされ[1]，理学療法の領域では症例報告（ケースレポート）や症例研究（ケーススタディ），一事例実験法（シングルケース法またはシングルサブジェクトデザイン法）などが含まれます．理学療法領域では症例研究が症例報告と同義として捉えられる[2]一方，症例報告と症例研究は異なる位置づけであること[3]など，症例研究という語の用いられ方はさまざまですが，おおよそ以下のように説明できます．

①症例研究は，記述的研究＊と分析的研究＊の双方にまたがり，さらに観察的研究＊と実験的研究＊の双方を含む[4]研究方法である．

②症例研究に含まれる代表的な研究には，ケースレポートやケーススタディ，症例集積研究（ケースシリーズスタディ），一事例実験法（シングルケース法，シングルサブジェクトデザイン法）がある．

③ケースレポートは，対象の評価や治療過程を示したものであり，カンファレンスや回診などの報告で用いられることの多い様式である．

④ケーススタディは，ケースレポートに先行研究との比較や考察を加えたもの

用語解説

記述的研究：2つある臨床研究の1つで，記述的研究には特異的な症例を詳細に観察するケースレポート，ケーススタディ，ケースシリーズスタディ，集団を観察する記述的疫学研究が含まれる．もう1つの臨床研究には分析的研究がある．
分析的研究：2つある臨床研究の1つで，分析的研究はさらに大きく観察的研究と実験的研究に分けられる．もう1つの臨床研究には記述的研究がある．
観察的研究：分析的研究の1つで，コホート研究，横断研究，ケースコントロール研究などが含まれる．
実験的研究：分析的研究の1つで，ランダム化比較試験，クラスターランダム化比較試験，クロスオーバー比較試験などが含まれる．

表3-5 各症例研究の位置づけ

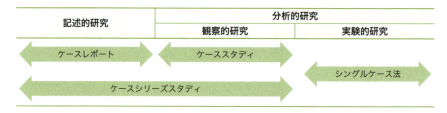

であり，部内や院内での研究会，学会や学術誌での発表など幅広く用いられる報告様式である．
⑤ケースシリーズスタディは，3例以上の症例によるケースレポート，あるいはケーススタディを指したものであり，その目的はある患者群の共通の特徴や転帰を決定することが目的となる[1]．
⑥シングルケース法は，計画的な介入の実施と撤回によって，介入の効果を検証するものであり，準実験的研究に含まれる．代表的な方法には反転法と多重ベースライン法がある．

このようにひとくちに症例研究といっても，日々の報告業務から学会や論文での発表といったものまで幅広く，さらにケースレポート，ケーススタディなどの用語の使い方は，混在しているのが現状です．これらを研究デザインによる分類[5]にあてはめると表3-5のように示されると考えられます．本項では，情報の混乱をできるだけ少なくするために，各々の研究をケースレポート，ケーススタディ，ケースシリーズスタディ，シングルケース法とし，これらすべてを包括して症例研究とよぶことにします．

症例研究を行う意味

研究によってある介入を実践することが理論的に最も正しいとする根拠は，研究方法（研究デザイン）によって異なり，最も信頼できる根拠は「RCTのメタアナリシス[6]によって得られる」とされます．次のレベルには少なくとも1つのRCTが続き，準実験デザインに相当するよくデザインされたシングルケース法は7つの階層の3番目，そしてケーススタディとケースレポートは6

番目に位置します[6].

　それではなぜ，エビデンスレベルが高くないと位置づけられている症例研究を行う必要があるのでしょうか．その理由は「RCT は臨床的に新しいアイデアの発見という目的には不向きである」[7]とされる一方，「事例研究は新しい臨床的なアイデアを発見し，その後の RCT などの臨床研究につながる探索的な研究を行うことができる」[7]とされているためです．また臨床では，「ある介入の一般的な有効性よりも，ある特定の対象に対する有効性を明らかにすることが重要である」[8]といわれます．例えばわれわれ理学療法士は，RCT によって90% 以上の対象者に効果があるとされた介入であっても，その介入をただ漫然と行うわけではなく，その介入の実効性や効果の有無を評価します．しかし，その介入を開始したとしても効果がない，あるいは実施できない(バイタルサインの異常な変化，対象者の拒否の出現など)と判断されれば，どんなにエビデンスがあるといわれる介入であってもそれを続けるわけではなく，その介入の問題点や改善点を考え，新たな介入を取り入れることになります．つまり症例研究はエビデンスとは無関係ではなく，エビデンスを検証する最新の場になるといえます．

　また臨床では，その症例の特徴の情報をもとに探索的に介入を試み，その結果をもとに新たな介入を考え発展させることがあります．このような個人の状況(目的)にあわせて，効果検証の方法(研究の方法論)を柔軟に変える探索的な取り組みは，RCT では行えません．新たなエビデンスとなり得る介入は，探索的な研究に強みをもつ症例研究によって発見されるということです．

　このように症例研究は，エビデンスとかけ離れた研究ではなく，エビデンスと関係の深い臨床の最前線に位置する研究方法であり，これら症例研究の積み重ねが，系統的レビューやメタアナリシスの対象として活用され，より高いエビデンスとされる研究に結びつきます．

症例研究に必要な項目と注意点

　症例研究は，日常臨床業務，学会，学術論文などの何らかの場面で新たな知見を提供し，伝える役割をもっています．症例研究の構成は，ほかの研究と同様に，タイトル，要旨，研究目的，対象者，方法，経過や結果，考察に分けて

考えていくと進めやすくなります.

　症例研究の発表が成功するかは,「①論題の適切さ, ②提示の良質さ(正確さ, まとめ方, 構成), ③症例がこの論題に関する知見の向上に役立つものであるとわかること, ④診療・研究・あるいはその両者に使える要素の明快さの4つの基準にかかっている」[1]とされます. 症例研究を行う際の確認項目とその内容がガイドラインによって具体的に示されています[9,10].

　CARE(created from **CA**se **RE**port) guidelines[10]には, ケースレポートを行う際に確認すべき13項目とその確認内容がチェックリスト形式で日本語を含め8つの言語に訳されています. 研究は, 第三者にもその内容を誤解なく伝える必要があります. 独りよがりな症例研究にしないためにも, チェックリストに照らし合わせて研究を進めていくことをお勧めします. なお CARE checklist は, 2016年版をウェブ上で閲覧できます[11]. 2016年版は, 従来のガイドラインとは表現が異なっていたり, 治験審査委員会の承認や利益相反などについての項目が追加されていたりするので参考にしてください(表3-6).

症例研究における留意点：プライバシー保護

　症例研究には対象者のプライバシーに関する情報が多く含まれます[7]. CARE checklist[11]によると, 患者からの視点を大切にすること, プライバシーの保護とインフォームドコンセントに十分配慮する必要があることが記されています[7]. 症例研究の最終的な目的は, 得られた新たな知見が患者や利用者へ還元されることです. シングルケース法では「一例を大切にする」ことが求められています[2]. 患者の視点を含めて, 症例研究によってその症例に不利益が生じないように配慮, 確認する必要があります.

引用文献

1) Milos J(著), 西　信雄, 川村　孝(訳)：EBM時代の症例報告. p189, 医学書院, 2002
2) 鶴見隆正：理学療法の症例検討方法論. 新人教育プログラム教本. pp55-63, 日本理学療法士協会, 1994
3) Gonnella C：Single-subject experimental paradigm as a clinical decision tool. Phys Ther 69：601-609, 1989

3 研究デザインのポイント　陥りやすい罠とは？

表 3-6　CARE cheklist-2016：ケースレポートを書く際に考慮する情報

項目	内容
タイトル	"ケースレポート(症例報告)"の言葉をタイトルに入れる．報告の焦点となることを記載する．
キーワード	"ケースレポート(症例報告)"を含んだ 4〜7 つのキーワードを入れる
アブストラクト	背景：この症例報告が「保健医療分野に与える知見」を記載する 症例の概要：主訴，診断，介入，結果を記載する まとめ：この症例から得られた伝えるべき事柄を記載する
イントロダクション	引用文献とともに，この症例が報告される理由を 1〜2 段落で書く
タイムライン	この症例に関連する情報を，表や図を用いて時系列で体系化して示す
患者情報	人口統計学的情報とその他の患者特有の情報は特定の個人を識別できないようにする 主訴(何が患者を受診させたのか) 関連のある医学および心理社会的経歴(介入とその結果を含む)
身体検査	関連のある身体診察所見
診断的評価	診断方法(検査値，画像所見，調査など) 診断(評価と診断および介入とを関連づけている表 / 図を検討する) 考えられる他の診断と診断上の課題 該当する場合の予後特性
治療的介入	介入の方法(薬理学的，外科的，予防的など) 介入の内容(投薬量，強度，期間など) 説明を伴った介入の変更 その他の最近行われた介入
フォローアップと結果	臨床医の評価と患者の評価結果(適切な場合) 追跡して行われた重要な診断評価 介入に対する忠実性と忍容性(有害な事象や予期しなかった出来事を含む)
考察	このケースに実施した介入の長所と限界 まとめと根拠(結果に対する考えられる原因)
患者の視点	このエピソードのケアに関する患者の視点(必要な場合)
インフォームド・コンセント	患者のインフォームドコンセントは，出版前に出版社(あるいは学会，施設)によって要求される可能性が高い
その他	治験審査委員会の承認または表示；承認；利益相反，支援金

［CARE case report guidelines：2013 CARE Checklist. http://data.care-statement.org/wp-content/uploads/2016/08/CAREchecklist-English-2016.pdf から引用，一部改変］

59

4) 諸橋　勇：EBM の前にすべきこと――症例研究の再考．理学療法学 30：231-234，2003
5) 奈良　勲(監)，内山　靖，島田裕之(編)：標準理学療法学　理学療法研究法，第 3 版．p16，医学書院，2013
6) Minds 診療ガイドライン選定部会(監)，福井次矢，他(編)：Minds 診療ガイドライン作成の手引き 2007．p15，医学書院，2007
7) 谷　晋三：症例研究の必須事項．行動療法研究 41：3-18，2015
8) Dugard P, et al：Single-case and small-n experimental designs：A practical guide to randomization tests. Routledge, 2011
9) Ortega JV, et al：Guidelines for clinical case reports in behavioral clinical psychology. International Journal of Clinical and Health Psychology 8：765-777, 2008
10) CARE case report guidelines. http://www.care-statement.org/(2017.1.20. 閲覧)
11) http://data.care-statement.org/wp-content/uploads/2016/08/CAREchecklist-English-2016.pdf(2017.1.20. 閲覧)

(大森圭貢)

⑥リハビリテーション場面でよく用いられる1人の被験者を対象とした実験研究法

シングルケース法の基本と解析法

臨床で「使える」効果検証のツール

　シングルケース法は一事例実験法ともよばれ[1,2]，リハビリテーション場面でのさまざまな事象の検証に用いることのできる研究法です．例えば，ある下肢装具の適応を検証するには，その下肢装具(独立変数)の使用によって，歩行時の不安(従属変数)が減ったり，歩行速度(従属変数)が速くなったりするかを評価します．下肢装具の使用によって歩行時の不安減少，歩行速度の改善などの効果がみられた場合は適応があると考え，その下肢装具の使用を考えます．一方，歩行時の不安や歩行速度に改善がみられない，あるいは悪化がみられた場合には，その下肢装具の適応はなく，ほかの下肢装具の使用や異なる介入方法を考える必要が生じます．

　シングルケース法は，このように1人の被験者を対象に何らかの実験的介入を行い，その前後の行動変化に基づいて介入の有効性を確認する研究法のことです[3]．被験者数が複数であってもごく少数で群間比較ができない場合や，1つの集団全体に対して実験的介入を行う場合もこれに含まれます[3]．

　臨床では，先行研究で示された介入がうまくいかないことや効果が得られないことがあります．このような場面では，新たな介入を行い，その効果検証を行う必要があります．シングルケース法の最も優れた点は，このような臨床における個人の状況(目的)に合わせて効果検証の方法(研究の方法論)を柔軟に変化，対応させて検証できることであり，きわめて有効な効果検証のツールになることです．RCTは，エビデンスレベルの高い研究法とされていますが，個人に効果がなさそうであっても検証する方法を即座に変更することはできません．また適切なサンプル数を確保できない場合には実施できませんし，対照群を設けることの倫理的問題もあります．

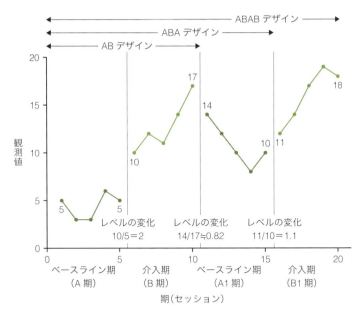

図 3-12 反転法とレベルの変化の求め方
レベルの変化は各期の最終値で次の期の最初の値を除した値である．
レベルの変化は図の AB デザインでは 10/5＝2，ABA デザインでの B 期から A1 期では 14/17≒0.82，ABAB デザインでの A1 期から B1 期では 11/10＝1.1 となる．

　一方，シングルケース法は前述のような柔軟性があるうえ，準実験的研究[*]の位置づけにあるとされ[4]，さらにシングルケースの積み重ねは，同じテーマを扱った過去の複数の研究を統合するための統計的手法であるメタ分析(meta analysis)[5]による検証も可能にします[6-10]．臨床で生じるさまざまな事象，場面に柔軟に適応して効果検証することが可能であり，さらに研究課題について総合的な結論を導くためのもとになる研究方法が，シングルケース法です．

シングルケース法の基本

　シングルケース法の基本は，反転法と多重ベースライン法です[1,2]．反転法(図 3-12)は，介入前のベースライン期(A 期)と実験的介入を行う介入期(B 期)

をある期間設け，介入効果を検証する方法です．ベースライン期間は，観測値が正の効果を表す傾きがないことが目安になります．ベースライン期（A 期）で正の効果がみられなければ，介入（B 期）開始です．A 期の後に B 期を設け，観測値が A 期を上回っているのか，下回っているのかを調べる方法は AB デザインとよばれ，最も簡単なシングルケース法のデザインです．

ABA デザインは A 期 B 期 A 期，ABAB デザインは A 期 B 期 A 期 B 期を設ける方法です．AB デザインは介入によって好ましい結果が得られても，介入開始後に予期せぬ出来事が生じて影響したとしても確認はできません．また単に時間経過や学習による変化などとの区別もできない内的妥当性の問題があります．ABA デザイン，ABAB デザインはこのような内的妥当性を向上させるうえで効果的な方法です．

複数の介入効果を検証する方法は，多操作介入デザインとよばれます．B の介入だけではなく C の介入効果を検証するには A-B-C-B デザイン，B の介入に C の介入を加えた効果を検証する方法は A-B-BC-B-BC デザインなど研究の目的によって多様なデザインがあります．さらに複数の介入の効果の違いを同一日に検証する操作交代法もあります．

内的妥当性*の問題に対処するのが多層ベースライン法です．被験者間多層ベースライン法（図 3-13）は，AB デザインを複数の被験者に対し，異なる時期に行う方法です．被験者ごとに異なる時期に介入を開始し，その結果をみることで，介入時期に左右されない外的妥当性*の検討も可能になります．異なる複数の状況や行動を対象に介入時期をずらして行うのが状況間多層ベースライン法と行動間多層ベースライン法です．異なる時期に介入を開始しても同じように，介入によって状況や行動に変化が得られた場合には，その介入は介入開始時期や状況，そして行動による影響なく効果を得られるといった高い妥当性を保証することができます．

  用語解説　準実験的研究：無作為化比較試験は，因果関係を検証する最善の研究デザインとされますが，臨床ではその実施に制限を受けることがあります．準実験的研究は，ランダム化割り付けを行わない比較実験方法であり，対象者を注意深く記述，研究プロトコルを調整，できる限り盲検化することで，RCT の代案となる[6]，研究法です．
内的妥当性と外的妥当性：内的妥当性は原因と結果という因果関係が確かにあるという程度のことであり，外的妥当性は得られた結果が異なる条件下でも得られるか（一般化可能性），ということです．研究では内的妥当性を脅かすものを排除し，異なる被験者や状況下で検証を行い，外的妥当性を確認することが重要です．

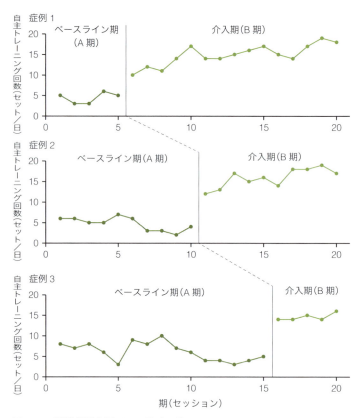

図 3-13 被験者間多層ベースライン法
AB デザインを複数の被験者に対し，異なる時期に介入を行う方法．
介入の開始時期を症例 1 は 6 セッション，症例 2 は 11 セッション，症例は 16 セッション目とし，異なる被験者でも効果があるかを検証する．

Case 運動実施回数の増加に対する介入効果の検証：群間比較法とシングルケース法の違いによって得られる情報は異なる

運動の必要性と，目標とする運動の回数を口頭で繰り返し説明しても，M さん，S さん，T さんは，運動の回数が目標に到達しません．この 3 名に対して，運動の必要性と運動の目標回数を視覚提示して説明した際の効果の検証を

3 研究デザインのポイント　陥りやすい罠とは？

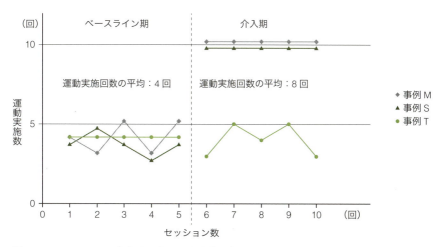

図 3-14　ベースライン期と介入期の運動実施回数
介入期の運動実施回数の平均は 2 倍に増加しているが，3 名中 1 名の運動実施回数は変化していない．

考えてみましょう．効果指標は運動実施回数です．ベースライン期は口頭説明を行い，運動実施回数を計測しました．その結果，ベースライン期に行った 1〜5 セッションの 3 名の運動実施回数は，平均 4 回でした．また運動実施回数の傾向は横ばいでした．そこで介入を開始しました．

介入期は，毎朝，運動の必要性と運動の目標回数を文書とイラストで表してわたし，視覚提示をすることとしました．その結果，介入期の 6〜10 セッションでは，3 名の運動実施回数の平均は 8 回で，ベースライン期の 2 倍に増加しました．この結果から，「介入期で行った運動の必要性と運動の目標回数を視覚提示することは運動実施回数を増加させる」，と考えることができました．

では 3 事例を個別に観察してみましょう．個別に観察すると事例 M さんと S さんの運動実施数は，介入期直後に 10 回まで増加し，その値を維持し続けました．一方，事例 T さんの運動実施数は介入期以降も 3〜5 回で推移し，運動実施数の平均は 4 回のままでした（図 3-14）．

事例を個別に観察するシングルケース法では，3 名中 2 名に大きな効果が出た（3 名中 1 名は効果がなかった）という結果を得ることができ，①介入の個人

への効果が十分大きいこと，②介入により何名中，何名の結果が向上するかということがわかります．さらに，③結果が向上しない事例がいることがわかり，この事例に新たな介入を行うことで，④新たな介入変数の効果検証と事例が新たな介入を受ける機会を保証することができます．そしてこれらは⑤系統的追研究(systematic replication)によって検証を進めることで，事実の確からしさを高めていくこともできます．

　得られた結果の代表値を求めて表す群間比較の結果からは，一般性を確立することができますが，今回の事例にあるような個人がもつ特徴を埋もれさせてしまう可能性があります．研究を行う際は，群間比較法とシングルケース法のそれぞれの長所と得られる情報の特徴を理解し，研究の目的に合った研究法を選び，実施することが重要です．

どのように分析するのか —シングルケース法の解析法

　シングルケース法の解析は，視覚分析と統計分析に大別されます．

　視覚分析は，ベースライン期内，介入期内，そして隣接する期の間で分析ができます．期内のデータは変動性と傾向と傾き，隣接する期の間ではレベルと傾きの変化に基づいて分析します．レベルの変化は，各期の最終の観察値で次の期の始まりの観察値を除した値です(図3-15)．観測値が正の場合の解釈は，1未満では観測値が介入後に減少，1であれば変化なし，それ以外であれば増加となります．同様の手順で傾きの変化を求められますが，その際はceleration line(傾向線)での傾きを用います(図3-15)．各期内の前半と後半でデータを分割し，それぞれ分割したデータでの期と観測値の中央値を求めます．得られた中央値を結んだ線がceleration lineです．A期，B期それぞれでceleration lineを求め，その傾きを比較するのが傾きの変化です．

Ⓐ DVANCE　シングルケース法に用いる統計分析

　代表的な統計分析は，二項検定と two standard deviation band method

3 研究デザインのポイント 陥りやすい罠とは？

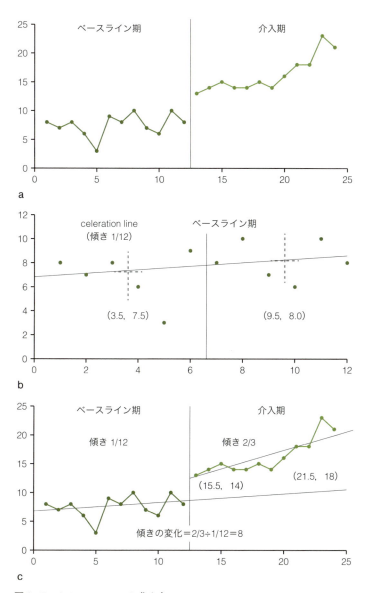

図 3-15 Celeration line の求め方

図 3-15b は図 3-15a のベースライン期から抽出した 12 のデータを示す．12 のデータを前半と後半でそれぞれ 6 データずつに分割した後，それぞれで期間と観測値の中央値を求める．中央値は前半データでは 3.5 の期間で 7.5 の観測値，後半のデータでは 9.5 の期間で 8.0 の観測値がそれぞれ相当し，両値を結んだ線が celeration line（傾きは 1/12）となる．図 3-15c の介入期の celeration line の傾きは 2/3 であり，ベースライン期からの傾きの変化は 8 となる．

です．二項検定では傾きを維持したまま celeration line を上下に平行移動させ，線の上下の観測値数が同等になるように位置させた中央分割線を求めます．介入による変化がない場合には，A 期での中央分割線の延長線は，理論上 B 期単独での中央分割線と同じになります．実際には B 期に延長させた中央分割線を境にして観察値数が上下に何点あるかを数え，二項検定によってその観測値数が線の上に位置する，あるいは下に位置するかを検定し，変化の有意性を検証します．

　Two standard deviation band method はベースライン期の観測値の平均値±標準偏差を求め，介入期の観測値がこの範囲内に含まれない場合には有意な変化があると解釈します．また系列依存性（自己相関）のあるデータでは，得られたデータの確からしさを高めていく方法としてランダマイゼーション検定もあります[11]．

引用文献

1) バーロー DH，ハーセン M（著），高木俊一郎，佐久間　徹（監訳）：一事例の実験デザイン—ケーススタディの基本と応用［新装版］．二瓶社，2014

2) Barlow DH, et al：Single Case Experimental Designs：Strategies for Studying Behavior Change Third edition. Ally and Bacon, 2009

3) 長谷川芳典：単一事例実験法をいかに活用するか．岡山大学文学部紀要(48)：30-47，2007

4) Portney LG, et al：Foundation of Clinical Research：Applications to Practice. 2nd edition. Prentice Hall, 2000

5) 山田剛史，村井潤一郎：よくわかる心理統計．ミネルヴァ書房，2004

6) Campbell JM：Stastical comparison of four effect sizes for single-subject designs. Behav Modif 28：234-246, 2004

7) Ma HH：An alternative method for quantitative synthesis of single-subject researchers：percentage of datapoints exceeding the median. Behav Modifi 30：598-617, 2006

8) Scholosser R：Reply to Pennington：Meta-Analysis of single subject research：How should it be done? Int J Lang Commun Disorder 40：375-378, 2005

9) Van de Noortgarte W, et al：Combining single-case experimental data using hierarchical linear methods. Sch Psychol Q 18：325-346, 2003

10) Van de Noortgarte W, et al：Hierarchical linear models for the quantitative integration of effect sizes in single-case research. Behavioral research Methods, Instruments, and Computers 35：1-10, 2003

11) 山田剛史：単一事例実験データへの統計的検定の適用：ランダマイゼーション検定と C 統計．行動分析研 14：87-98，1999

（大森圭貢）

3 研究デザインのポイント　陥りやすい罠とは？

⑦シングルケース法を使った研究はどのように発表する？

シングルケース法の実際と限界

シングルケース法の実際

　ケーススタディのうち，シングルケース法はプレゼンテーションの方法や実際の進め方について事例を挙げて，詳細に解説している論文があります[1-3]．

　本項では紙上発表されたケーススタディ[4]（図3-16）を実例とし，CARE guidelines[5]に照らし合わせ，その内容を確認し，さらにはシングルケース法での表し方を示します．

●タイトル

　例示論文のタイトルは，「人工呼吸器管理中」，「運動療法」，「慢性呼吸不全」，「1症例」の単語で（図3-16-1），提示症例の診断名や医学的な状態といった特徴と，「運動療法」という単語で症例に行われた介入が示されています．副題を「慢性呼吸不全の1症例を対象としたケーススタディ」とすれば，ガイドラインで示された項目は満たせます．シングルケース法では，シングルケース法（ABA法，多層ベースライン法）を用いた検討などとします．

●キーワード（図3-16-2）

　例示論文には，キーワードが記載されていませんが，一般にケーススタディ（症例報告）の言葉を含んだ4〜7つのワードを示します．例示論文の場合では，「ケーススタディ」，「人工呼吸器管理」，「慢性呼吸不全患者」，「運動療法」などがあてはまります．シングルケース法の場合は，ケーススタディをシングルケース法，あるいはABA法，多層ベースライン法とします．

69

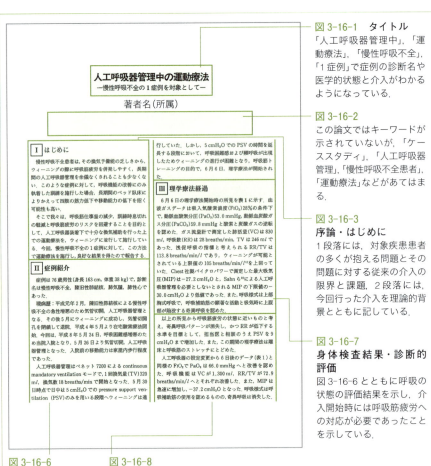

図 3-16 ケーススタディ例

3 研究デザインのポイント 陥りやすい罠とは？

図 3-16-4
身体検査結果・診断的評価
介入開始時とその後の状態が対比して示されている．

図 3-16-9 治療的介入
介入の使用機器や個数，負荷，セット数などを，具体的に示す．

図 3-16-11
フォローアップと結果
介入後の変化は，呼吸機能，歩行能力，下肢筋力，ウィーニングや生活状況など機能レベルだけではなく参加レベルについてもフォローアップされている．いずれも数的評価が多く，具体的かつ客観的な評価である．またよい結果だけではなく換気補助機器を用いての退院となったことなど，本症例の限界も記述されている．

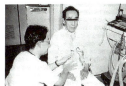

表 1 理学療法開始時所見と人工呼吸器設定変更後所見

	理学療法開始時（6月6日）PS 5 cmH₂O	人工呼吸器設定変更後（6月12日）PS 12 cmH₂O
PaO₂	53.0 mmHg	66.0 mmHg
PaCO₂	59.8 mmHg	60.0 mmHg
SAT	90.4%	95.3%
VC	830 ml	1,300 ml
TV	246 ml	329 ml
RR	28 回/分	24 回/分
RR/TV	113.8	72.9
MIP	−27.2 cmH₂O	−37.2 cmH₂O
呼吸様式	上部胸式呼吸 奇異呼吸 有 呼吸補助筋使用 著明	上部胸式呼吸 無 軽度

表 2 訓練内容

吸気筋筋力トレーニング	吸気抵抗負荷器具 MIP の1/3 負荷 10 回 3〜5 セット 2 回/日
移乗訓練	ベッド〜椅子
下肢筋力トレーニング	爪先立ち，スクワット
歩行訓練	足踏み→歩行器歩行→独歩
頸部，上肢筋力増強訓練・ストレッチ	

呼吸パターンを手で確認した．また，ベッド〜椅子間の移乗および立位保持が自立していなかったことから，移乗訓練と下肢筋力トレーニングを施行した．歩行訓練は，ベッド脇での足踏み訓練（図2）から開始し，歩行の安定性が得られたことを確認したうえで，歩行器使用し，独歩へと進めた．なお，歩行訓練時には1ℓの酸素吸入を併用し，歩行後の酸素飽和度（SpO₂）が85%を下回らない範囲で，3分間を上限として訓練を行った．また，呼吸困難感を軽減する目的から，頸部筋，上肢筋の筋力増強訓練およびストレッチを施行した．いずれの訓練も人工呼吸器装着下で施行するか，あるいは訓練前後，セット間で人工呼吸器を装着し，呼吸筋の休息を取り入れた．

訓練開始から5週後，VC は1,300 mlから1,780 mlへと37%の増加を認め，RR/TV は57.4 breaths/min/lへと低下した．また MIP は−73.7 cmH₂O へと，年齢を考慮するとほぼ正常範囲にまで増加を認めた．

歩行能力は，連続歩行距離が20 m から150 m へと増加し，歩行速度も毎秒0.2 m から0.67 m へと増加した．一方，パルスオキシメータで測定した歩行直後の SpO₂ も，訓練期間中も著変を認めず，低酸素血症を生じない範囲での歩行能力は飛躍的に改善した（図3）．

これらの所見から吸気筋の休息が図られたものと考え，積極的な訓練を開始した．訓練内容を表2に示す．吸気筋筋力トレーニングとして，吸気抵抗負荷器具（THRESHOLD）を用い MIP の3分の1の負荷で1セット10回，3〜5セットを1日2回施行した（図1）．その間，セラピストは横隔膜

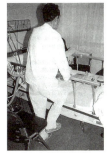

図 1 吸気抵抗負荷器具（THRESHOLD）を用いての吸気筋筋力トレーニング

図 2 ベッド脇での足踏み訓練

図 3-16-10 治療的介入
実際の介入場面を写真で示すことで，言葉では伝えることが難しい状況の理解を促している．

（続く）

71

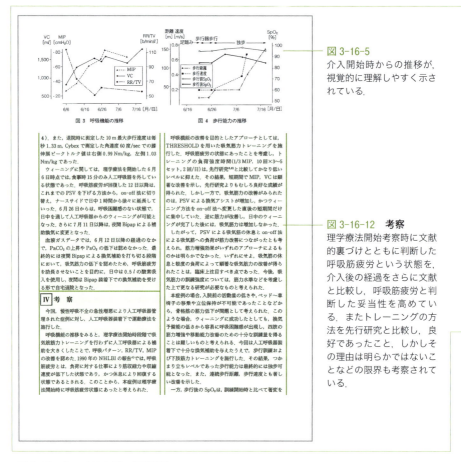

図 3-16　ケーススタディ例（続き）

●序論（図 3-16-3）

　文献を引用し，「なぜこの症例が保健医療に知見を与えるのか」を 1〜2 段落で書きます．主には，対象となった疾患患者の多くが抱える問題とその問題に対して一般に行われている介入の限界や課題，その症例研究で行った介入を，それぞれ文献的背景とともに記載します．そして介入結果を簡単に書きます．
　例示論文では，「はじめに」として 2 段落で，症例がもつ疾患の従来の医学的処置の問題点，この問題点を克服するために行った介入とその結果が記載さ

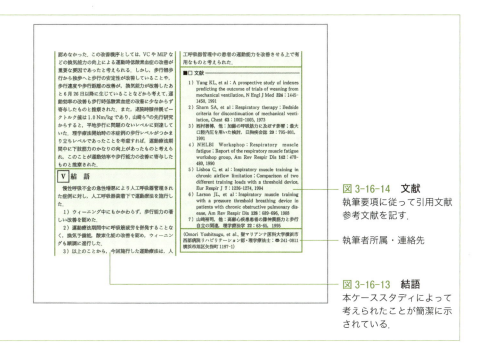

図 3-16-14 文献
執筆要項に従って引用文献参考文献を記す.

執筆者所属・連絡先

図 3-16-13 結語
本ケーススタディによって考えられたことが簡潔に示されている.

れ，それに基づいて本症例を通じた情報提供の意義が述べられています．シングルケース法の場合は，「その介入(独立変数)が，どのような観察変数(従属変数)へ及ぼす効果を検証しているか」にあたる研究目的を序論に含むことがあります．

●タイムライン

例示論文では，図 3-16 中の表 1（図 3-16-4）と図 3，4（図 3-16-5）のなかに介入開始時からの機能の変化が示されており，視覚的にも把握しやすくなっています．表や図に示す情報は，多すぎても，少なすぎても情報の受け手には伝わりづらくなるので，先輩や同僚に確認してもらいましょう．シングルケース法もタイムラインは同じですが，従属変数の推移を図で示すときは，介入前のベースラインに相当する期間や回数が少なくとも 3 セッション以上あること，そしてベースラインが正の効果を示す傾向がないことに注意します．

●患者情報

例示論文では，性別，年齢，診断名，入院の契機，入院前の生活状況などが個人を特定されない範囲で記載されています（図3-16-6）．また入院後から介入の契機となった状態までの医学的管理の変化と本人の訴えが示されています．シングルケース法では，患者情報は，「症例」や「対象者」という枠組みに含まれます．

●身体検査結果・診断的評価（図3-16-7）

本症例が呼吸筋疲労の状態であり，呼吸筋疲労への対応を行う必要があった裏づけとなる情報が，対応後の状態とともに血液ガスデータ，換気予備能，理学的所見によって本文と表で説明されています（図3-16-4）．なお，脳卒中者の麻痺の程度やがん患者のステージなど，予後にかかわる情報がある場合は，この項目に記載します．シングルケース法では，これらの情報を対象者という枠組みのなかで説明されることが多くあります．

●治療的介入（図3-16-8）

追試できるようにできるだけ具体的に示します．ケースレポートでは，人工呼吸器の換気補助を増やした，その後積極的な運動療法を行った，の2つの介入が行われています．それぞれの介入の方法が，用いた機器，回数とセット数，頻度などによって具体的に記載されています（図3-16-9，図3-16-10）．歩行練習は，その能力の獲得に応じて練習方法を変えていることも記載されています．シングルケース法の場合は，治療的介入は不可欠で重要な内容であり，独立変数として「方法」に記されます．

●フォローアップと結果（図3-16-11）

例示論文には，介入後の経過が具体的に提示されています．また，介入後の呼吸や歩行状態に加えて，生活全般の変化も記載されています．さらに換気補助から完全な離脱ができなかったことや，夜間は換気補助が必要であったこと，換気補助下で自宅退院となったことなど，今回の介入の限界も示されています．最終的には，自宅退院に至った社会的な経過が記載され，入院全期にわたる経過が把握できます．これらの内容は，シングルケース法では結果に記載

されます．この場合は，独立変数と従属変数の関係を時系列で示し，独立変数による介入の前後で，従属変数(効果指標)の変化を比較することで，今回の独立変数が従属変数に与えた効果を検証します．検証の方法は，3-⑥を参考にします．

● 考察(図 3-16-12)

例示論文では，介入後の良好な成績が先行研究と比べて述べられています．さらに介入とその結果が経時的に対比されて示され，両者の関連が説明されています．また，ある一定の期間以降は改善がみられなかったこと，明確にどのアプローチが効果的であったかが明らかではないなどの本ケーススタディの限界も示されています．結語には，本ケーススタディによって考えられたことが簡潔に記載されています(図 3-16-13)．シングルケース法の場合も他の研究方法と同様に，<u>「介入した，結果よくなったから，効果があった」ではなく，文献を引用し，他の報告の対象者や方法，そして結果を比較し，研究方法と結果の妥当性を考察します．</u>

● 患者からの視点，インフォームド・コンセント，治験審査の承認，利益相反など

患者からの訴えはわずかな記載だけですが，介入中の満足感など患者目線の指標を取り入れることで，他の症例への実行可能性といった面もみえてくるかもしれません．現在は，図 3-16 の例には出てきませんが，インフォームドコンセント，治験審査の承認，利益相反などの記載は，シングルケース法においても重要になります．

シングルケース法での記載方法

シングルケース法は，はじめに(序論と目的)，対象者，方法，結果，考察などで構成されますが，特に研究(報告)の目的，方法における研究デザインと独立変数と従属変数，各期の条件設定の記載が重要です．

研究の目的は，対象となる疾患や障害の状態，独立変数と従属変数，研究デザインを含めて明示します．シングルケース法であれば，例示論文の目的は

75

「本研究の目的は，人工呼吸器管理中の慢性呼吸不全患者に対する人工呼吸器装着下での運動療法の実施に与える影響をシングルケース法にて検討すること」などとなります．

　研究デザインは，方法にABA法や多重ベースライン法などを具体的に示します．

　従属変数は，研究目的をもとに先行研究を参考にして決めますが，シングルケース法は介入によって直接変化がみられる変数の検証に適しています．呼吸苦によって運動が困難な症例では，人工呼吸器管理下で運動療法を行うことは，呼吸苦の減少により即時的にトレーニングの回数や種目数などが向上する可能性があります．一方，四肢骨格筋の筋力の増強は，そのような介入を行っても即座に得られるとは考えられないので適していません．従属変数は，このほかにも客観性と妥当性があること，容易に測定が行えるといった現実性，効果を反映する敏感性，変動が大きくない安定性なども考慮して決定します．

　ベースライン期や介入期などの各期の条件は，各期間の1日あたりのセッション回数や実施日数，ベースライン期と介入期の介入内容と，条件として回数，頻度，セット数，指示の方法，終了条件などを具体的に記載します．なおベースライン期は，少なくとも3セッション以上で，従属変数の変化が少ないことを確認しておきます．

ケーススタディの適用とシングルケース法の限界

　紹介したケーススタディ（図3-16）では，時系列に沿って介入前後の変化が具体的に示されています．この結果からは，タイトルにある慢性呼吸不全に対する人工呼吸器管理下の運動療法を行った症例では，その後呼吸筋疲労という悪い状態に陥らず，移乗動作ができない状態から150mの連続歩行が可能になった，といえます．しかし，ケーススタディでは今回の介入が改善をもたらしたという因果関係についてはわかりません．例えば今回の介入で得られたよい結果は，たまたまほかの要因が改善をもたらす時期に相当したのではないか，あるいは人工呼吸器管理下ではない運動療法でも同様の効果が得られるのではないか，などという指摘には反駁できないのです．これがケーススタディの限界の一つであり，これを解決する方法の1つがシングルケース法になります．

しかしシングルケース法にも適応があります．例えば医学的に不良な状態にある対象者に効果が期待できない状態をベースラインとして3セッション続けることは，医学的にも倫理的にも問題があります．また医学的に不良な状態にある症例に対して介入時期を遅らせる多重ベースライン法も同様です．

　また，シングルケース法は，介入効果が介入直後に現れる場合の検証のよい適応になりますが，今回の症例の従属変数である歩行能力は，介入してすぐに大きく改善が得られるものではないと予想されます．また今回のような探索的な取り組みでは，歩行能力といった1つの指標に対する効果だけではなく，呼吸機能や血液ガスデータ，理学療法の実施割合など多岐にわたる影響を考慮しなければなりません．つまり今回の症例に対する介入は，実はシングルケース法ではなく，ケーススタディの手法によって検証されることが適していたのです．そしてこの介入を類似患者にも追試検証していくことで，得られた結果の妥当性を高めることができます．追試検証によってその効果の妥当性が得られれば，その後は，その介入を標準的な介入方法としてベースライン期に行い，反転法や多重ベースライン法を用いて，さらに高い効果を期待できる運動療法を検証していくことができます．ケーススタディ，シングルケース法には，それぞれの利点があるため，その利点を生かして用いることが重要です．

文献

　1）網本　和：シングルケースパラダイム；その方法と適応．PTジャーナル 29：189-193，1995
　2）石倉　隆：シングルケーススタディの実際．PTジャーナル 38：653-660，2004
　3）石倉　隆：シングルケーススタディのプレゼンテーション．PTジャーナル 38：757-763，2004
　4）大森圭貢，他：人工呼吸器管理中の運動療法―慢性呼吸不全の1症例を対象として．PTジャーナル 32，353-356：1998
　5）CARE Group：CARE case report guidelines. http://www.care-statement.org/resources

（大森圭貢）

⑧理学療法アウトカムの原因と結果の関係を解析する研究法

後ろ向き観察研究の基本と解析法

記録から理学療法の効果や予後などを解析する研究法

　後ろ向き観察研究（retrospective study）は，後方視的観察研究ともよばれ，例えば診療記録や蓄積したデータベースなどから理学療法の効果や予後を研究するデザインのことをいいます．後述する介入研究のように実験的に対象者を選んだり介入方法を変えたりすることはなく，既に行われた結果を観察して研究することから，観察研究として介入研究とは区別されます．

●横断研究

　横断研究（cross-sectional study）は，退院時の ADL スコアや歩行速度，運動耐容能などの評価指標を退院時という時間軸にそろえた時点で結果に影響した要因を検証する観察研究で，研究を始める際のファーストステップとして取り組むことがあります．

　横断研究は，観察時点における理学療法の効果や関連要因などを観察することが可能であり，過去へ遡るあるいは将来にわたる時間軸を伴う観察は行いません．例えば，退院時における運動習慣の有無と歩行可否との関連を観察した場合，運動習慣の有無における有病率（理学療法の効果）を明らかにすることができるほか，運動習慣の有無別の歩行可否率を明示することができます．しかし，統計解析により退院時の運動習慣の有無と歩行可否との間に有意差が生じたとしても，横断研究では運動習慣の有無が退院時の歩行可否へ直接影響したか否かについての因果関係*を証明することはできません．このため，横断研究において言及できることは運動習慣の有無と退院時の歩行可否との関連性についてのみということになります．結果の解釈としては，運動習慣の有無は退

78

院時の歩行可否の要因である可能性があるということになります．

　例えば，退院時における下肢筋力と歩行可否との関連を観察した場合，下肢筋力によって理学療法の効果を明らかにすることができるほか，下肢筋力による歩行可否率を明示することができます．しかし，統計解析より退院時の歩行可否が下肢筋力によって有意差が生じたとしても，横断研究からは下肢筋力が退院時の歩行可否へ直接影響したか否かについての因果関係を証明することはできません．このため，横断研究では下肢筋力と退院時の歩行可否との関連性についてのみ言及できることになります．結果の解釈としては，下肢筋力は退院時の歩行可否の要因である可能性があるということになります．

　横断研究の利点は，時間的・経費的に効率に優れ，複数の要因について着目し比較することができるほか，さまざまな要因を一元的に観察し検討できることが挙げられます．また，ランダム化比較試験やコホート*研究[2]のように観察時以降の追跡調査を行う必要がありませんので，比較的容易に観察しデータ収集が行えます．特に結果への要因が複数想定される場合，その要因からリスク因子を探索する観察として適しています[3, 4]．

　原因と結果との関係は，常に原因は結果より前に起こり，結果は原因より後に起こるため，横断研究では原因と結果を同時に観察するために両者に統計による有意な関係を認めたとしても，その有意な関係が因果関係を反映した事柄なのかを判断することが困難であるという問題点があります．つまり，原因と結果の因果関係が明確に示すことができないことが欠点として挙げられます．また，横断研究は，バイアスの影響を受けやすいため，研究対象者の選定基準・除外基準・選定方法を明記し，対象者の選択方法は，無作為に選ばれたなどの選定方式について記載が必要となります[3, 4]．

　横断研究は，観察時点の有病率については判断ができるかもしれませんが，その結果のみでは観察時より前の要因および観察時以降の時間軸を伴った経過や予後を明らかにすることはできません．つまり，「鶏が先か卵が先か」という議論に陥った場合，その因果関係を明らかにすることは困難となるのです．

因果関係：因果関係は，原因の影響が大きいほど結果も起こりやすい共変性や原因が先行して起こる時間的先行性，ほかの対象でも同様の関係性を見出せる一般性，関係性が根拠をもって説明する整合性を要することになります[1]．

コホート：コホートとは，ローマ時代の軍団を語源にもつ「ある一定の因子をもった集団」という意味です[2]．

● 縦断研究

縦断研究（longitudinal study）は，時間要因を考慮した研究で，過去へ遡るあるいは将来にわたり，特定の対象者に対する治療や理学療法などの有無などを調査し，一定の経過期間を観察したデータを解析する研究です．後ろ向きの縦断研究は，ケースコントロールスタディと後ろ向きコホート研究が該当します．

症例対照研究

症例対照研究（ケースコントロールスタディ，case-control study）は，観察時点から時間軸を逆行性に遡り，既に疾患を発症している，あるいは結果が明らかになっている症例に対してその要因を検討するために，症例群と対照群を設定します[3]．横断研究の例に挙げた，退院時の歩行可否に影響する要因が運動習慣の有無と関連するのか検討する場合，退院時歩行可能群と不可能群に分類し，両群をさらに入院前運動習慣の有無の2群に分類することで，2×2の分割表を作成することができます．この2×2の分割表より，退院時歩行可能あるいは不可能のオッズ比と運動習慣の「あり」あるいは「なし」のオッズ比を求めることができます．

ケースコントロールスタディは，後ろ向きの調査のため観察期間が短く，費用も安価で効率がよいという利点があり，まれな疾患や結果など症例数が少ない場合の観察において有用となります[5]．

留意点は，対照群の設定（定義づけ）にあります．症例群と対照群とを同じ条件のコホートから選択し，選択バイアスや情報バイアスの発生をできるだけ抑制するためにも，研究の対象となった対象者の取り込み基準と除外基準の設定が重要です[5]．

また，症例群と対照群との比率を任意に選択できることから分割表による要因のオッズ比は算出できますが，リスク比や発生率は母集団より恣意的に取捨選択することが可能なため，意味を成しません．もし，要因が複数存在し解析を行う場合は，ロジスティック回帰分析を行うことで，要因ごとのオッズ比を算出することができます[5]．

さらに，観察した結果において症例群と対照群との群間に隔たりが発生しないように，例えば対照群の年齢を症例群に合わせて取り込むマッチングを行うこともあります[5]．なお，後ろ向き研究なので，交絡因子*の把握が困難となる場合もあり，要因は既存のデータから得られる因子に限定され，まれな要因

3 研究デザインのポイント　陥りやすい罠とは？

を探索する研究としても適切ではありません[5]．

後ろ向きコホート研究

　後ろ向きコホート研究（retrospective cohort study）は，原因や要因が観察開始時点より遡った時点にあり，その振り返った時点より将来にかけて発生する結果を観察する研究のことです．名称は後ろ向きコホート研究ですが，研究の方向は，原因や要因が発生した時点から前向きの将来へ向かって観察を行います．

　後ろ向きコホート研究は，一見，ケースコントロールスタディと似ていますが，似て非なるもので，ケースコントロールスタディは，現在の疾患に対するリスク因子を過去へ遡り観察を行いますが，後ろ向きコホートは過去の疾患に対してリスク因子を現在へ向けて観察します．時間軸は，<u>過去へ遡る研究がケースコントロールスタディとなり，過去から現在が後ろ向きコホート研究となります</u>．

　後ろ向きコホート研究は，診療カルテやレセプトデータよりデータを抽出することで実施可能なために，観察に要する時間や低コストとなる利点がありますが，全患者データの測定は既に過去に行われているため，データの欠損や不均質性による情報バイアスの発生や，観察を行う者が既に症例群と対照群を把握しているため対照群を割り付けする際にバイアスが起こる可能性があります．さらに対象者や研究者の記憶違いなどから発生するバイアスも起こり得るので注意が必要です．

　これらのバイアスについては，研究計画の段階においてどの要因が交絡因子として影響する可能性があるのかをよく吟味し，解析段階で対象群のマッチングを実施するのか，ロジスティック回帰分析などの多変量解析を実施し対応するのかについてよく検討して，交絡因子をできるだけ除外した解析を行う必要があります．

　後ろ向きコホート研究においては，交絡因子の影響を考慮し目的変数が連続変数で正規分布の場合は，重回帰分析[*]，二値変数は二項分布に従う場合，ロジスティック回帰分析，生存（イベント発生）期間を観察する場合は，比例ハザード[*]回帰分析を用います[5]．

 交絡因子：下肢筋力と歩行速度との間には関連があるという研究において，若年者は骨格筋量が多いため歩行速度が早くなりますが，高齢者は歩行速度が減少します．この場合，年齢は下肢筋力と関連し，歩行速度と因果関係をもつことが考えられます．このように双方に関連をもつ因子を交絡因子といいます[1]．

ase　退院時の循環器疾患患者の歩行速度を測定する
　　　　横断研究をはじめたものの……

　運動器や神経疾患を有さない循環器疾患患者が退院する際の歩行速度に着目した理学療法士Aさんは，退院時の循環器疾患患者の歩行速度を測定する横断研究を開始しました．その結果，循環器疾患患者の歩行速度は，心筋梗塞患者と心不全患者との間に有意差を認め，歩行速度もかなりばらつきがあることを観察することができました．

　Aさんは，引き続き退院時の循環器疾患患者の歩行速度と循環器疾患，身長，体重，年齢，下肢筋力，片脚立位時間を測定するケースコントロールスタディを始めました．症例数が100例ほど集まり，退院時の歩行速度を中央値で二群に分類し，歩行速度との関連を解析しました．結果，心筋梗塞患者と心不全患者では歩行速度が有意に異なり，年齢と歩行速度には逆相関関係を認めましたがケースコントロールスタディからは，交絡因子の影響を除外することができず歩行速度へ影響する要因を判断することができませんでした．

　そこで，Aさんは，退院時の歩行速度を中央値で二群に分け，退院時の歩行速度が遅くなる要因あるいは退院時の歩行速度が速くなる要因を観察するために後ろ向きのコホート研究を行うことにしました．しかし，心筋梗塞と心不全とでは病態が異なることを先輩より指摘され，心筋梗塞患者と心不全患者に分けて観察することにしました．その結果，心筋梗塞患者の退院時歩行速度へ影響を与える要因は身長，年齢，下肢筋力であり，心不全患者の退院時歩行速度へ影響を与える要因も，身長，年齢，下肢筋力であることが判明しました．しかし，心筋梗塞患者と心不全患者との歩行速度の違いを生じさせた要因を同定することはできませんでした．

用語解説　**重回帰分析**：1つの目的変数に対して1つの説明変数による影響を検定する方法を（単）回帰分析といい，1つの目的変数に対して複数の説明変数による影響を検定する方法を重回帰分析といいます．説明変数の標準回帰係数より目的変数への影響の程度を把握することができます（6-⑧，6-⑨もご参照ください）．
ハザード：あるときまで（再入院や骨折など）イベントが発生せず，その次の瞬間に（再入院や骨折など）イベントが発生する確率のことです．比例ハザードとは，いくつかのイベント発生率を経過時間に依存せずに比較する検定方法です．

後ろ向き観察研究は，結果から要因を探索して要因と結果の関係を明らかにすることに適している研究デザインですが，さまざまなバイアスが入りやすいことを十分留意してください．なお，治療効果や予防ができたか否かあるいは診断方法として適切なのかについて検証を行うためには，コホート研究が適した研究デザインといえます．

引用文献

1) 対馬栄輝，石田水里：医療系データのとり方・まとめ方— SPSS で学ぶ実験計画法と分散分析．pp15-36，東京図書，2013
2) 山﨑　力，小出大介：臨床研究〜超基本．全体像がひと晩でわかる！　臨床研究いろはには，pp7-16，ライフサイエンス出版，2015
3) 福原俊一：研究デザインの「型」を選ぶ．臨床研究の道標— 7 つのステップで学ぶ研究デザイン，pp135-167，健康医療評価研究機構，2013
4) 山﨑　力，小出大介：臨床研究の実際．全体像がひと晩でわかる！　臨床研究いろはにほ，pp17-42，ライフサイエンス出版，2015
5) 川村　孝：研究のデザイン．臨床研究の教科書—研究デザインとデータ処理のポイント，pp16-63，医学書院，2016

（田畑　稔）

⑨「原因から結果」という時間軸で経過を観察しよう

観察研究：前向き研究の利点と欠点

　観察研究には，後ろ向き研究と前向き研究があります．さらに観察研究としての後ろ向き研究には，前述したように横断研究，ケース・コントロールスタディ，後ろ向きコホート研究がありますが，前向き研究ではほとんどが前向きコホート研究です．また，コホート研究には，後ろ向きコホート研究と前向きコホート研究とがありますが，ほとんどが前向き研究であるため，一般的にはコホート研究というと前向き研究のことをいいます．したがって，前向き研究と前向きコホート研究は，ほとんど同義語として用いられています．

前向きコホート研究の基本

　前向きコホート研究(prospective cohort study)は，研究の対象者を固定し原因から結果という時間軸で観察し因果関係を明らかにする研究です．例えば，慢性心不全患者の退院時における6分間歩行距離が慢性心不全患者の再入院へ寄与する要因か否かを研究するなどが該当します．研究開始時点より将来の一定の期間に起こる結果について，さまざまな要因を検討することができる研究デザインです．

　「前向きコホート研究」は，「後ろ向きコホート研究」とは異なり，研究開始時点より過去に振り返り結果や要因について遡ることは行いません．前向きコホート研究は，前述のとおり，慢性心不全患者の再入院率と再入院リスクや身体機能などの予後と身体機能などの予後リスクのほか，病因，再入院リスク因子と結果の関連性，要因別の予後調査に適しています[1]．

84

前向きコホート研究の利点

　前向きコホート研究は，例えば，慢性心不全患者の再入院する前の各要因を調査するため，時間軸による複数の要因を検討するができ，例えば退院後1か月後，半年後などの予後調査が可能です．また，観察開始，例えば慢性心不全患者の退院時における時点と規定し，ある期間症例を登録するため，対象症例が後から追加されることもないので，後ろ向き研究において発生するさまざまなバイアスが加わることを回避できるうえ，結果に対するオッズ比のほかに相対危険率などのリスク比も算出することができます．また，実験的に対象者へ介入の有無を割り付けることは，臨床場面においても倫理的にも困難であるため，介入方法が結果に及ぼす影響を調査する際には，コホート研究を行うことになります[2]．

前向きコホート研究の問題点

　前向きコホート研究は，長期間にわたり対象者を追跡調査するために膨大な費用と手間を要します．観察期間中に対象症例が追加されないので，観察を開始し時間が経過するにつれ対象者のフォローアップが困難となり追跡困難例が発生する可能性や，観察期間中に対象者が大量に脱落し解析困難となる可能性もあります．

　まれな結果を観察する場合は，その結果が発生するまでの観察期間が長期となることもあります．未知の要因が寄与因子やバイアスの場合や事前に予測し得えず測定していなかった要因がバイアスだった場合―例えば，慢性心不全患者の再入院に関する身体機能の要因について解析を行い，再入院の要因として身体運動機能よりも服薬の遵守率が有意に寄与することが明らかとなった場合は，せっかくの追跡データが解析不可能となることもあります[2]．

前向きコホート研究における交絡因子の調整

　コホート研究においては，症例が有する病型や重症度や進行度，年齢，性別，生活歴，既往歴などの症例背景因子がアウトカム発生群とアウトカム非発生群との間で群間差を認め，両群のデータに隔たりが生じている場合には，これらの因子が交絡因子となっているリスクがあります．そのため，統計解析により各要因について交絡因子か否かの検定を行うことになります．統計解析に用いる方法は，ロジスティック回帰モデルなどの多変量解析となります．多変量解析を行う前の結果を，補正前の未調整リスク比あるいはオッズ比といい，多変量解析後の結果を調整済みリスク比あるいはオッズ比といいます[3]．

　交絡因子の調整方法として多重ロジスティック回帰モデルによる背景因子の有無によって介入が行われる確率(傾向スコア)を症例ごとに算出すると同じ傾向スコアの症例は同率のアウトカムを発生されると予想されるため，同じ傾向スコアをもつ症例の「介入あり症例」と「介入なし症例」をマッチングさせて実際のアウトカム発生率と比較するという方法もあります．しかしこの方法も未知の要因には対応が不可能なのです[3]．

　前向き(後ろ向きも含めて)観察研究は，観察研究の報告の質を改善するための声明［Strengthening the Reporting of Observational Studies in Epidemiology (STROBE)：Explanation and elaboration］(STROBE 声明)[4]において，研究を実施するうえで確認するべき基本事項が記載されていますので一読することをお勧めします(表 3-7)．

前向きコホート観察研究
(筆者実例：方法，結果を示します)[5]

　「慢性心不全患者の心不全増悪による再入院を規定する臨床評価指標に関する研究」を例に，前向きコホート観察研究の実例を方法・結果に分けて解説します．

■方法
●対象

　研究デザインは，前向きコホート観察研究で観察期間，退院後3年間としました．対象は，○○年から○○+5年までの5年間に，初発の非代償性心不全で入院した慢性心不全（CHF）患者で，入院時のNYHA心機能分類がⅢあるいはⅣに属しCHFに対する入院期心臓リハビリテーションが処方された患者のうち，退院時に6分間歩行距離（6MWD）が測定可能かつ退院後3年間追跡可能であった連続症例を，選択基準としました．除外基準は，急性冠症候群によるCHF患者，介助が必要な患者，維持血液透析患者，認知症患者，中枢神経疾患や骨，関節疾患を有する症例としました．ここでは，コホートの定義を初発の非代償性心不全で入院したCHF患者として，これまでに再入院していないCHF患者としました．

●測定方法

　測定項目は，臨床的背景因子として，初回入院時の年齢，性別，心臓超音波検査により計測した左室駆出率（LVEF），脳性ナトリウム利尿ペプチド（BNP），入院時と退院時のNYHA心機能分類，在院期間，CHFの原因疾患，退院時に測定した6MWDを診療録より調査しました．再入院の基準は，CHFの急性増悪により再入院した症例としました．再入院率は，CHFにより再入院した患者について，初回入院の退院日から再入院日までの日数を調査し，さらに全対象患者数に対する再入院患者数の割合を再入院率として計算しました．再入院規定因子は，多重ロジスティック回帰分析を行いCHFによる再入院に影響する規定因子を抽出しました．計測データについては，従来研究より報告されているCHF患者の再入院に寄与する疾患要因に加えて，身体運動機能を解析対象として加えました．

●解析方法

　再入院を規定する各因子に関して，統計確率，オッズ比を算出し，予測精度に関する感度と特異度を算出するカットオフ値を求めるため，受信者動作特性曲線（ROC）解析を実施しました．ROC曲線による曲線下面積（AUC）が統計学的に有意であった再入院規定因子について，感度および特異度が最も良好となる値を検出しカットオフ値とし，再入院患者数と非再入院患者数の分割表を作成し，χ^2検定および分割表検定より，CHFによる再入院を予測オッズ比と相対危険率のオッズ比を算出しました．統計

検定はp＜0.05をもって，有意としました．統計解析ソフトは，SPSS ver.12.0J(SPSS, Chicago, IL)を用いました．ここでは，観察結果の統計解析のほかに，6MWDによる再入院予測精度を検定するため，ROC解析を実施しました．

■結果

　結果は，対象症例のうち，3年以内にCHFの急性増悪により再入院した症例は約40％となり，CHFの原因疾患は，虚血性心疾患と拡張型心筋症が多く，入院時のNYHA心機能分類Ⅳの症例が約80％となりました．CHFによる再入院を規定する因子として多重ロジスティック回帰分析より同定された臨床評価指標は，退院時6MWDと年齢，LVEFとなりました．退院時6MWDが10m短縮するごとのCHF再入院オッズ比は1.22となりました(p＜0.001)．年齢が1歳加齢するごとの再入院オッズ比は1.05でした(p＜0.01)．LVEFが1％低下するごとのCHF再入院オッズ比は1.02でした(p＜0.05)．CHFによる再入院を予測する臨床評価指標の予測精度を検定するため，ROC曲線によるAUC解析を行い，退院時6MWDのAUCは0.84(p＜0.001)を示し，退院時6MWDのカットオフ値を390mと設定した場合の感度は0.75，特異度は0.77を示しました．CHF患者の退院時6MWDカットオフ値が390mの場合，CHF患者の再入院を予測するオッズ比は12.23であり，相対危険率は2.86を示しました．ここでは，6MWD 1mごとのオッズ比を10m換算しオッズ比の数値を工夫しています．この結果より，CHF患者の退院時の6MWDは，CHF患者の再入院を予測する独立した規定因子であることが判明し，ROC解析による正診率は84％に達することから，優れた臨床評価指標であることが証明されました．

3 研究デザインのポイント　陥りやすい罠とは？

Ｃase　研究デザインの変更

　脳卒中患者に対する早期離床の効果を前向きコホート研究により検討しよう
としている理学療法士Aさんは，病院の倫理審査委員会にて倫理審査を受け
るべく，研究デザインの構想を練っていました．Aさんが勤務している病院
の脳卒中患者に対する平均理学療法介入日が第3病日であり，第3病日より早
く理学療法介入を行った患者を早期介入群，第3病日以降に理学療法介入を
行った患者を通常群として群分けして，その後の経過を観察し，歩行の可否，
歩行開始日，日常生活活動自立度，理学療法期間，退院時歩行速度をアウトカ
ム指標として前向きの観察を行うことを予定していました．ところが，研究計
画書を作成し上司と研究内容の確認を行った際に，上司よりこの研究は，早期
離床の効果を検討することを目的としていましたが，観察期間中に理学療法介
入が加わるので，前向きコホート介入研究となるし，群分けも早期介入群と通
常介入群の割り付けはランダムではなく，治療者側のバイアスが影響する可能
性が大きいことが考慮されていないことを指摘されて，前向きコホート観察研
究ではないことに気がつきました．また，脳卒中患者の理学療法介入は，個別
に介入度合いが異なるため，脳卒中患者が一律な介入ではなく，交絡因子の同
定が困難であることが予想されるため，Aさんは，脳卒中患者さんの退院時
の歩行速度が脳卒中の再発と関連するのかについて，前向きコホート観察研究
を行うことにしました．

　前向きコホート研究は，発症率や予後調査として最適な研究方法ですが，観
察期間中に介入が加わる観察は，前向きコホート介入研究となり，対象者のラ
ンダム化比較試験が必要となりますので，必ず介入の有無を確認のうえ，研究
計画を練ることが必要です．

89

表 3-7 Strengthening the Reporting of Observational Studies in Epidemiology(STROBE)
のための声明：観察研究の報告において記載すべき項目のチェックリスト

タイトル・抄録 [title and abstract]	(a)タイトルまたは抄録のなかで，試験デザインを一般に用いられる用語で明示する． (b)抄録では，研究で行われたことと明らかにされたことについて，十分な情報を含み，かつバランスのよい要約を記載する．
はじめに [introduction]	背景(background)/論拠(rationale) 　研究の科学的な背景と論拠を説明する． 目的(objective) 　特定の仮説を含む目的を明記する．
方法 [methods]	研究デザイン(study design) 　研究デザインの重要な要素を論文のはじめの[early]部分で示す． セッティング(setting) 　セッティング，実施場所のほか，基準となる日付については，登録，曝露(exposure)，追跡，データ収集の期間を含めて明記する． 参加者(participant) (a)・コホート研究(cohort study)：適格基準(eligibility criteria)，参加者の母集団(sources)，選定方法を明記する．追跡の方法についても記述する． 　・ケース・コントロール研究(case-control study)：適格基準，参加者の母集団，ケース[case]の確定方法とコントロール(control)の選択方法を示す．ケースとコントロールの選択における論拠を示す． 　・横断研究(cross-sectional study)：適格基準，参加者の母集団，選択方法を示す． 　・コホート研究：マッチング研究(matched study)の場合，マッチングの基準，曝露群(exposed)と非曝露群(unexposed)の各人数を記載する． (b)・ケース・コントロール研究：マッチング研究(matched study)の場合，マッチングの基準，ケースあたりのコントロールの人数を記載する．
変数 [variable]	すべてのアウトカム，曝露，予測因子(predictor)，潜在的交絡因子(potential confounder)，潜在的な効果修飾因子(effect modifier)を明確に定義する．該当する場合は，診断方法を示す．
データ源 [data source] / 測定方法	関連する各因子に対して，データ源，測定・評価方法の詳細を示す．2つ以上の群がある場合は，測定方法の比較可能性(comparability)を明記する．
バイアス [bias]	潜在的なバイアス源に対応するためにとられた措置があればすべて示す．
研究サイズ [study size]	研究サイズ[訳者注：観察対象者数]がどのように算出されたかを説明する．
量的変数 [quantitative variable]	(a)量的変数の分析方法を説明する．該当する場合は，どのグルーピング(grouping)がなぜ選ばれたかを記載する．
統計・分析方法 [statistical method]	(a)交絡因子の調整に用いた方法を含め，すべての統計学的方法を示す． (b)サブグループと相互作用(interaction)の検証に用いたすべての方法を示す． (c)欠損データ(missing data)をどのように扱ったかを説明する． (d)・コホート研究：該当する場合は，脱落例(loss to follow-up)をどのように扱ったかを説明する． 　・ケース・コントロール研究：該当する場合は，ケースとコントロールのマッチングをどのように行ったかを説明する． 　・横断研究：該当する場合は，サンプリング方式(sampling strategy)を考慮した分析法について記述する． (e)あらゆる感度分析(sensitivity analysis)の方法を示す．

(続く)

3 研究デザインのポイント　陥りやすい罠とは？

表3-7　続き

結果 [result]	参加者(participant) (a)研究の各段階における人数を示す［例：潜在的な適格(eligible)者数，適格性が調査された数，適格と確認された数，研究に組入れられた数，フォローアップを完了した数，分析された数］. (b)各段階での非参加者の理由を示す. (c)フローチャートによる記載を考慮する. 記述的データ(descriptive data) * (a)参加者の特徴(例：人口統計学的，臨床的，社会学的特徴)と曝露や潜在的交絡因子の情報を示す. (b)それぞれの変数について，データが欠損した参加者数を記載する. (c)コホート研究：追跡期間を平均および合計で要約する.
アウトカムデータ [outcome data] *	・コホート研究：アウトカム事象の発生数や集約尺度(summary measure)の数値を経時的に示す. ・ケース・コントロール研究：各曝露カテゴリーの数，または曝露の集約尺度を示す. ・横断研究：アウトカム事象の発生数または集約尺度を示す.
主な結果 [main result]	(a)調整前(unadjusted)の推定値と，該当する場合は交絡因子での調整後の推定値，そしてそれらの精度(例：95%信頼区間)を記述する．どの交絡因子が，なぜ調整されたかを明確にする. (b)連続変数(continuous variable)がカテゴリー化されているときは，カテゴリー境界(category boundary)を報告する. (c)意味のある(relevant)場合は，相対リスク(relative risk)を，意味をもつ期間の絶対リスク(absolute risk)に換算することを考慮する.
他の解析 [other analysis]	その他に行われたすべての分析(例：サブグループと相互作用の解析や感度分析)の結果を報告する.
考察 [discussion]	鍵となる結果(key result) 　研究目的に関しての鍵となる結果を要約する. 限界(limitation) 　潜在的なバイアスや精度の問題を考慮して，研究の限界を議論する．潜在的バイアスの方向性と大きさを議論する. 解釈(interpretation) 　目的，限界，解析の多重性(multiplicity)，同様の研究で得られた結果やその他の関連するエビデンスを考慮し，慎重で総合的な結果の解釈を記載する. 一般化可能性(generalisability) 　研究結果の一般化可能性［外的妥当性(external validity)］を議論する.
	その他の情報(other information) 　研究の財源(funding) 　研究の資金源，本研究における資金提供者(funder)の役割を示す．該当する場合には，現在の研究の元となる研究(original study)についても同様に示す.

＊ケース・コントロール研究では，ケースとコントロールに分けて記述する．コホート研究と横断研究において該当する場合には，曝露群と非曝露群に分けて記述する.
［上岡洋晴，他(訳)疫学における観察研究の報告の強化(STROBE声明)：観察研究の報告に関するガイドライン．In：中山健夫，他：臨床研究と疫学研究のための国際ルール集．pp202-209，ライフサイエンス出版，2008．より引用］

91

引用文献

1) 川村　孝：研究のデザイン．臨床研究の教科書―研究デザインとデータ処理のポイント，pp16-63，医学書院，2016
2) 福原俊一：研究デザインの「型」を選ぶ．臨床研究の道標―7つのステップで学ぶ研究デザイン，pp135-167，健康医療評価研究機構，2013
3) 神田善伸：臨床研究をデザインしよう．ゼロから始めて一冊でわかる！　みんなのEBMと臨床研究，pp104-147，南江堂，2016
4) 上岡洋晴，他(訳)：疫学における観察研究の報告の強化(STROBE声明)：観察研究の報告に関するガイドライン．中山健夫，津谷喜一郎(編著)臨床研究と疫学研究のための国際ルール集，pp202-209，ライフサイエンス出版，2008
5) Tabata M, et al：Six-minute walk distance is an independent predictor of hospital readmission in patients with chronic heart failure. Int Heart J55：331-336, 2014

(田畑　稔)

3 研究デザインのポイント　陥りやすい罠とは？

⑩質問から患者さんの意識や認識，行動について知りたい

調査研究：アンケート調査の方法

アンケート調査を使った研究のやり方は？

●測定手段に質問を用いる研究法

アンケートという言葉は，調査や質問を意味するフランス語"enquête"に由来し，英語では"questionnaire"になります．アンケート調査は，質問紙調査とほぼ同義語として用いられており，本項においても質問紙調査として解説していきます．

アンケート調査は，測定手段に質問を用いる研究法であり，多くの人間の意識や認識，現在または過去の行動について情報収集したい場合に用います．アンケートで調査できる内容は幅広く，観察因子が回答者の把握していることであればおおむね適用できます．翻って，観察因子が回答者の把握していないことだと正確に調査することはできません．具体例を挙げます．

Case　アンケート調査で身体活動量を調査したい

これは，"身体活動量"という対象者の行動を観察因子にしています．代表的な身体活動量の指標に"1日の歩数"があります．これを指標にした場合，アンケート調査では「1日の歩数は何歩ですか？」という質問をします．しかし，この質問は回答者が自身の1日の歩数を把握していることが前提になり，当然のことながら1日の歩数を把握していない回答者は正確に回答することができません．回答者が1日の歩数を把握しているのか不明確であれば，質問ではなく歩数計を用いて1日の歩数を測定するか，または身体活動量の指標で，

93

かつ回答者が把握している質問．例えば「週に何日外出しますか？」のような質問に変更することを検討します．

●アンケート調査の種類

回答方法による分類

　アンケート調査は，質問に対する回答方法によって自由回答式質問と選択回答式質問に分けられます．自由回答式は，回答に選択肢を設けずに回答者が自分の言葉で自由に答える方法です．利点として，回答に制限を加えないため質問に対する回答者の意識，認識を詳細に表現できることがあります．欠点として，選択回答式に比べて回答に時間を要すること，得られた結果の解析には質的方法が必要になり，研究者の主観的な要素が強くなりやすいことがあります．

自由回答式の例

今後，ご自宅に退院するにあたって不安に感じていることをお書きください．

[　　　　　　　　　　　　　　　　　　　　　　　　　　　　　　　]

　選択回答式は，あらかじめ回答に選択肢を設けて，回答者に選択肢のなかから1つ，あるいは複数を選んでもらう方法です．この利点は，回答者は選択肢から選ぶだけなので回答が容易であること，自由回答式に比べて解析が容易であることがあります．欠点は，回答があらかじめ設定された選択肢に限られてしまうので，必ずしも回答者独自の詳細な回答ができないことがあります．

選択回答式の例：2件法
　2つの選択肢から1つを選択する方法です．

あなたは，この半年間で転んだことがありますか？
□　転んだ　　　□　転んでいない

選択回答式の例：多肢選択法

　多くの選択肢から当てはまるものを選択する方法です．選択肢から１つを選ぶ単一回答と，２つ以上選べる複数回答があります．

外出時の主な移動手段を選んでください．（複数回答可）

☐　徒歩　　　　☐　自転車　　　☐　バイク　　　☐　自家用車
☐　タクシー　　☐　バス　　　　☐　電車　　　　☐　その他

選択回答式の例：順位法

　質問に従って選択肢に順位をつけて回答する方法です．

外出時の移動手段として利用頻度の高いものから順に３つ記載してください．

1.　徒歩　　　　2.　自転車　　　3.　バイク　　　4.　自家用車
5.　タクシー　　6.　バス　　　　7.　電車　　　　8.　その他
　1位（　　　　）2位（　　　　）3位（　　　　　　）

選択回答式の例：評定法

　観察因子に対する意識，認識の程度を調査する方法です．選択肢の数によって５件法・７件法(奇数件法)，また中間にあたる"どちらともいえない"を除いた４件法・６件法(偶数件法)がよく用いられます．奇数件法の場合，"どちらともいえない"に回答が集中する傾向にあり，それを避けるために偶数件法を選択することがあります．そのほかに，疼痛の評価としてよく用いられるNRSのように0を"まったく痛みがない"，10を"最悪の痛み"として11段階で回答する方法や，連続変数として扱うことができるVASがあります．

あなたは，自宅内を転ばないで歩けると思いますか？
〈5件法〉
1.　まったく思わない　　　2.　あまり思わない
3.　どちらともいえない　　4.　すこし思う　　5.　とても思う
〈4件法〉
1.　まったく思わない　2.　あまり思わない　3.　すこし思う　4.　とても思う

質問調査の方法による分類

　回答者が自分で質問を読んで記入する自記式質問調査と，研究者が質問を口述して行う面接式質問調査(または他記式質問調査)に分けられます．

　自記式質問調査は，質問紙の配布・回収方法によって郵送調査，留置調査，集合調査などがあります．この利点は，面接式に比べて研究者にかかる負担が小さいこと，同じ質問紙を用いてどの回答者に対しても同じように質問できること(質問の標準化)があります．欠点は，回答者は質問紙に記載されている以上の情報が得られないため，質問に対する理解が不十分な場合には正確な回答が得られないことがあります．

　面接式質問調査には，面接の方法によって直接面接，電話面接があります．利点は，回答者に必要な追加情報を提供できるため確実な回答が得られることがあります．欠点は，研究者にかかる負担が大きいこと，面接の方法を統一していないと回答に影響を与えてしまうことがあります．近年では，電子メールやインターネットを利用したアンケート調査も行われるようになっています．

どのような臨床上の疑問に使う？
─適用となる研究と対象

　アンケート調査は，対象者自身が意識できる，あるいは把握できる内容に関する研究であれば適用できます．臨床場面では，疼痛や疲労，自己効力感やQOL のように主観的側面を臨床上の疑問として研究対象にすることはよくあります．観察因子が主観的側面である場合は，むしろ質問以外での評価が困難であり，アンケート調査が特に有効になります．また，理学療法士が直接観察できない対象者の現在の行動や「入院前の運動習慣の有無」のように過去における行動を調査する場合にも有用な方法として適用できます．アンケート用紙の郵送法や電話面接による調査を選択すれば，直接的なかかわりのない対象者でも調査が可能になり，調査対象者の幅が拡がることも利点です．ただし，アンケート調査を適応するうえでは，対象者が質問を正確に理解し，回答できる認知機能を有していることに注意が必要です．

3 研究デザインのポイント　陥りやすい罠とは？

Case　患者さんの退院後の生活の活動・参加を調査したい

　退院後の患者を対象にする場合，外来で継続して担当していればアンケート用紙を手渡しての自記式質問調査や，直接面接での面接式質問調査を選択します．退院後に介入を終了している場合には，郵送法や電話面接を選択します．ここでは，退院後に介入を終了している対象者を想定して話を進めます．

　下記の介護保険の利用に関する質問の例では，同じ質問に対して異なる回答方法を示しています．介護保険によるサービスは多岐にわたり，自身が利用しているサービスを記載できない場合も考えられます．この場合，前者の自由回答式よりも後者の選択回答式のほうが回答者にかかる負担が小さく，正確な回答が得られやすくなります．また，「通所介護と通所リハビリテーションの違いがわかりにくい」という場合もあるかもしれません．このように，対象者の理解度に合わせて補足説明を加えたいときには電話面接を選択します．観察因子に対する対象者の理解度や質問の難易度によって調査方法，回答方法を選択します．

自由回答式の例：現在，介護保険によるサービスで利用しているものはありますか？　利用しているサービスをすべて記載してください．

[　　　　　　　　　　　　　　　　　　　　　　　　　　　　　　　　　　　]

選択回答式の例：現在，介護保険によるサービスで利用しているものはありますか？（複数回答可）

- ☐　利用していない　　☐　通所介護　　☐　通所リハビリテーション
- ☐　訪問介護　　☐　訪問リハビリテーション　　☐　訪問看護
- ☐　ショートステイ　　☐　その他

よくある pitfall

　これまでに述べたように，アンケート調査は適用範囲が広く，簡便に行えることからも頻繁に用いられる研究法です．しかし，単に「質問して回答を得れ

97

ばよい」というものではありません．実験法で行われる研究が妥当性と再現性の高い方法を吟味したうえで実施されるように，アンケート調査も調査したい観察因子が何であるのかを明確にし，観察因子を最も正確に得られる質問や回答方法を吟味することが重要です．アンケート調査では，質問や回答方法の質が研究結果の妥当性に影響することを念頭におく必要があります．

次に，アンケート用紙作成における注意点について，例を挙げて説明します．

● ase 患者さんの運動の実施状況，運動に対する意識を調査したい

質問文の言葉遣いは，できるだけわかりやすい表現を心掛け，難しい表現や紛らわしい表現を避けます．運動の実施状況について「運動習慣がありますか？」を例に挙げます．この質問では，回答者は「運動習慣がある」とはどういう状態を指すのかで迷う可能性があり，運動習慣の定義を明示することが望ましいでしょう．

運動習慣の定義を明示した質問文を「健康のために1回30分以上身体を動かし，週2回以上の頻度で6か月以上継続していますか？」にしてみます．この場合，1つの質問に1回の運動時間，頻度，継続期間という複数の要素が含まれていることがわかります．このように，1つの質問文に2つ以上の論点が含まれている質問をダブルバーレル質問といいます．ダブルバーレル質問による回答者の混乱を避けるためには，複数の質問に分けることが推奨されます．

例：質問①「健康のために1回に30分以上身体を動かしていますか？」，質問②「その運動を週に2日以上行っていますか？」，質問③「その運動を6か月以上継続していますか？」）．また，調査の対象とする時期を明確にすることも重要です（例：「現在，○○」「この1年間で，○○」）．

次に，運動に対する意識について「運動は健康の維持・増進に有効だと思いますか？」を例に挙げてみます．この場合，回答者は一般的な質問なのか，個人的な質問なのかで迷うことがあり，注意が必要です．回答者自身の意見を調査したい場合は「あなたにとって，運動は健康の維持・増進に有効ですか？」と明示することが重要です．

（武井圭一）

⑪新しい治療法は臨床応用可能？

介入（実験）研究の方法論

どのようなときに介入研究を行ってもいい？
―介入（実験）研究の基本

　介入研究*は対象者に理学療法（介入）を行い，その介入の効果がどの程度のものかというアウトカムに対する影響を検証することのできる研究法です．介入研究を実施するにあたって重要なのは，自身の研究疑問が何であるかを明確にして，介入を行う目的，根拠を明確にすることです．介入研究は対象者の集団を介入を行う群と行わない群にランダムに割り付けたり，評価者に対してどちらの群に割り付けられたデータであるかを知らせないで評価を実施する「盲検化」とよばれる方法をとることによってエビデンスレベルの高い研究法にすることが可能です．

　しかし，介入研究は時間がかかり，対象者のアウトカムに直結するため，より注意深く行われなければなりません．場合によっては副作用として有害な事象を発生させるリスクもあるので，介入研究を実施する場合には，既にシングルケース法や観察的研究によって有効性が検討されていることが条件になります．

介入研究の種類： 介入研究は，実験的研究と準実験的研究に分けてよばれることもあります．実験的研究とは曝露（介入）がランダムに割り付けられたものをいい，準実験的研究とはランダムに割り付けられていないものをいいます．したがって，RCTは実験的介入研究という言い方も可能になります．

99

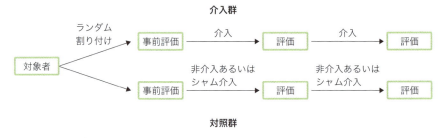

図 3-17　ランダム化比較試験

介入研究の方法にはどのようなものがある？
——介入(実験)研究の種類

● ランダム化比較試験

　最もエビデンスレベルが高いといわれている研究方法が，ランダム化比較試験(RCT)です(図 3-17)．この方法では，介入を行う母集団から包含基準と除外基準を明確にしたうえで適切な数の対象者をサンプリングし，ランダムに介入群，対照(コントロール)群に割り付けることによって実施します．ランダム割り付けの方法としては，コンピューターでランダムな番号を発生させて(例えば Excel® で乱数を出して)それぞれの群に割り付けたり，封筒法とよばれる方法を採用したりします．封筒法は，あらかじめ組み割り付けられる群が記入された紙の封筒を決められた順番で引いて破っていく方法です．

　リハビリテーションの領域においては，年齢，性別，疾患の重症度などの分布が群によって異なるとアウトカムに影響を与えるので，それぞれの属性が均等になるように分けたうえで，そのなかでランダム割り付けを行う層化ブロックランダム割り付け法が実施されることもあります．それぞれの群の対象者には予想される結果やどちらの群に割り付けられているかの情報は与えず，プラセボ効果(後述)を可能な限り排除します．

　本来であれば，対象者とかかわるスタッフ，検査者も割り付けられている群を知らない状態で研究を実施する(二重盲検化：double blind)方法がエビデンスレベルが高いといわれていますが，投薬の臨床試験以外では難しいのが現状です．したがって，介入実施者は盲検化されず，アウトカムの評価者だけはど

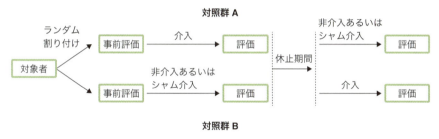

図 3-18　クロスオーバー試験

ちらの群に割り付けられているデータなのか盲検化される PROBE 法が用いられることもあります．

●準ランダム化比較試験

　RCT よりは研究の価値は低くなりますが，準ランダム化比較試験という方法があります．これは対象者のカルテ番号が奇数か偶数かによって割り付けを行ったり，時系列でリハビリテーションの処方が行われた順番で交互に割り付けを行ったりする方法です．割り付けの手間は少なくなりますが，対象者が偏りやすく，研究者が割り付けのルールを知ってしまっていることでランダム化の方法にバイアスがあり，エビデンスレベルがやや低くなります．

●前後比較試験

　前後比較試験では，対象者に対して介入前と介入後の 2 回以上を比較する方法で，対照群は設定しません．割り付けを行う必要がなく簡単に行える反面，研究者の主観が入りやすく，介入前の属性によってアウトカムが異なってくるため治療効果の判定にはほとんど用いられません．しかし，RCT の前段階として介入に対してのおおよその効果を評価するために用いられることがあります．

●クロスオーバー試験

　クロスオーバー試験は，対象者を 2 群に割り付け，一方の群には最初に非介入（コントロール）期間を設けた後に休止期間をおいて介入期間を設け，もう一方の群には最初に介入期間を設けた後に休止期間をおいて非介入（コントロール）期間を設けるものです（図 3-18）．この方法の利点は同じ対象者が非介入期

間と介入期間の両方を経験するので，倫理的な問題が少ないということと，介入期間，非介入期間それぞれのアウトカムのサンプル数がRCTの2倍集まるので，統計学的な信頼性が高まる点にあります．逆に欠点として，介入を先に実施する群では，持ち越し効果(carryover effect)が生じる可能性があるので，解析が難しくなる点や研究期間が長くなる点があります．

ⓒase　介入の継続が困難となった失敗例

　脳卒中による運動障害において，上肢に関しては非麻痺側の使用を制限し，麻痺側の使用頻度を向上させるCI療法(CIMT)が実施されています．下肢に関しても先行研究によって，歩行中に非麻痺側の運動を制限することによって麻痺側の回復を促す効果が報告されているので，RCTによって効果を検証することにしました．

　研究の取り込み基準を設け，平行棒内歩行が見守り以上のレベルにある初発の脳卒中患者40名を対象とすることにしました．一度にそれだけの人数は集まらないので，新しい患者が理学療法を処方されるたびに事前に用意してある介入群か非介入群かを記した紙を入れた封筒を開けることとしました．評価項目はFugl-Meyer Assessmentの下肢の点数，10m最大歩行時間，Timed Up and Go Testとし，評価はPROBE法によって介入実施者とは別の盲検化された評価者が行いました．

　評価は介入から2週間ごとに行い，非介入群との差を分析することによって下肢に対するCI療法の効果を明らかにすることができるはずでした．しかし，介入の最中に非介入群に割り付けられている患者が，別の患者にCI療法の介入をしているのを目撃することによって，自分もやってみたいと訴えることが多くありました．また，介入群のなかでも先に介入を始めた患者から，予想される結果を説明していないがゆえに，介入は苦痛である，余計に歩行しにくくなるらしいという話が広がってしまい，介入群からの脱落，非介入群からの不信感が大きくなってしまい研究を中止せざるを得なくなってしまいました．理学療法においては介入群と非介入群を明確に盲検化することは難しいので，対照群の設定には注意が必要です．

介入しない対照群はどのように設定する？

　対照群のない前後比較研究では設定する必要はありませんが，より研究の質を向上させるためには対照群の設定が重要です．投薬の臨床試験の場合はプラセボ(偽薬)*を投与する方法がよく用いられますが，理学療法の分野では物理療法を除いてプラセボの介入をすることは容易ではありません．明らかにしたい治療効果の介入をまったくしないという選択をとることも可能なのですが，まったく介入をしないということは結果的に別の理学療法の介入時間が増加してしまったり，介入の有効性が既に示されている場合には対照群に治療上の不利益が生じることがあります．そのため，対照群にはシャム介入とよばれるアウトカムに影響を与えないと考える偽の治療を行ったり，介入の時間は通常の理学療法を実施したりします．あとは遅延コントロールとよばれる方法で，介入群の治療が終了した後に対照群にも同じ介入を行うことを約束するという方法もあります．

　クロスオーバー試験ではそのような懸念は少ないのですが，研究期間が長くなることと，介入の時期が異なることによって，対象者の状態に変化が生じてしまい介入前のベースラインの数値が群によって異なる可能性があります．また，非介入期間を後に行う群では介入による持ち越し効果によって，純粋に非介入/偽介入にならないということもあります．そのためにコントロール期間と介入期間の間に休止期間を設けて持ち越し効果をなくすという工夫がなされます．

　しかし，投薬のように身体から介入(投薬)の効果がなくなる期間が明確であれば休止期間は明確に設定できるのですが，理学療法の場合はどの程度の休止期間を設けることが適当かを検討する必要があります．そのためには，<u>前後比較研究で介入による即時効果と持続効果を検討したうえで，クロスオーバー試験に進む必要があります</u>．

(森下元賀)

　プラセボ効果：本来有効とされていない介入にもかかわらず，対象者の期待や思い込みによって有効な結果が出てしまうこと．理学療法においては，対象者への身体接触や声かけによっても効果が左右されることがある．

⑫より明確に治療効果を証明するための工夫

介入（実験）研究の実際例と限界

明確な RCT デザインには CONSORT が有効

　RCT は研究で最も信頼性が高いとされ，十分に計画され，遂行された研究では信頼性のある結果が導き出されます．しかし，研究デザインが不正確な RCT ではバイアスの入った結果を導き出してしまうことになります[1]．

　そこで研究の手続きや結果を公表する際により正確に報告するための方法として CONSORT 声明が開発されています．CONSORT 2010 声明は，25 項目のチェックリスト（表3-8）とフローチャート（図3-19）からなります[2]．この声明は 2 群間並行 RCT に焦点をあてています．これらは，CONSORT の website（http://www.consort-statement.org）から入手できます．著者がチェックリストの項目を忠実に遵守することにより，報告の明解さ，完全性，透明性の高さが増加するとされています[2]．特に海外の多くの学術雑誌においてこのリストに準じて研究がなされているかがチェックされるようになっています．

　そのなかで最近の動向として特に，項目 23 の「登録」に関しては，RCT を初めとする臨床試験は事前に登録されるべきであるとされています．事前に臨床試験情報を適切に公開することにより，その透明性を確保するとともに臨床試験に参加する対象者の保護と臨床試験の質を担保するための制度になっています．論文を学術雑誌に投稿する際にも登録番号が必要な場合があります．実際の登録は UMIN（大学病院医療情報ネットワーク研究センター）の登録ページ（http://www.umin.ac.jp/ctr/index-j.htm）や，一般財団法人日本医薬情報センターの医薬品情報データベース iyakuSearch の web ページ（http://database.japic.or.jp/is/top/index.jsp）で行います．

104

3 研究デザインのポイント　陥りやすい罠とは？

表 3-8　RCT を報告する際に含まれるべき情報の CONSORT 2010 チェックリスト*

CONSORT 2010 checklist of information to include when reporting a randomized trial

章/トピック (Section/Topic)	項目番号 (Item No)	チェックリスト項目 (Checklist Item)	報告頁 (Reported on page No)
タイトル・抄録 (Title and Abstract)			
	1a	タイトルにランダム化比較試験であることを記載.	
	1b	試験デザイン(trial design)，方法(method)，結果(result)，結論(conclusion)の構造化抄録(詳細は「雑誌および会議録でのランダム化試験の抄録に対する CONSORT 声明」を参照).	
はじめに (Introduction)			
背景・目的 (Background and Objective)	2a	科学的背景と論拠(rationale)の説明.	
	2b	特定の目的または仮説(hypothesis).	
方法(Method)			
試験デザイン (Trial Design)	3a	試験デザインの記述(並行群間，要因分析など)，割り付け比を含む.	
	3b	試験開始後の方法上の重要な変更(適格基準 eligibility criteria など)とその理由.	
参加者(Participant)	4a	参加者の適格基準(eligibility criteria).	
	4b	データが収集されたセッティング(setting)と場所.	
介入(Intervention)	5	再現可能となるような詳細な各群の介入. 実際にいつどのように実施されたかを含む.	
アウトカム (Outcome)	6a	事前に特定され明確に定義された主要・副次的アウトカム評価項目. いつどのように評価されたかを含む.	
	6b	試験開始後のアウトカムの変更とその理由.	
症例数(Sample size)	7a	どのように目標症例数が決められたか.	
	7b	あてはまる場合には，中間解析と中止基準の説明.	
ランダム化 (Randomization)			
順番の作成 　(Sequence generation)	8a	割り振り(allocation)順番を作成(generate)した方法.	
	8b	割り振りのタイプ:制限の詳細(ブロック化，ブロックサイズなど).	
割振りの隠蔵機構 　(Allocation concealment 　mechanism)	9	ランダム割り振り順番の実施に用いられた機構(番号付き容器など)，各群の割り付けが終了するまで割り振り順番が隠蔵されていたかどうかの記述.	
実施 　(Implementation)	10	誰が割り振り順番を作成したか，誰が参加者を組み入れ(enrollment)たか，誰が参加者を各群に割り付けた(assign)か.	
ブラインディング (Blinding)	11a	ブラインド化されていた場合，介入に割り付け後，誰がどのようにブラインドされていたか(参加者，介入実施者，アウトカムの評価者など).	
	11b	関連する場合，介入の類似性の記述.	
統計学的手法 (Statistical method)	12a	主要・副次的アウトカムの群間比較に用いられた統計学的手法.	
	12b	サブグループ解析や調整解析のような追加的解析の手法.	
結果(Results)			
参加者の流れ (Participant flow) (フローチャートを強く推奨)	13a	各群について，ランダム割り付けされた人数，意図された治療を受けた人数，主要アウトカムの解析に用いられた人数の記述.	
	13b	各群について，追跡不能例とランダム化後の除外例を理由とともに記述.	
募集(Recruitment)	14a	参加者の募集期間と追跡期間を特定する日付.	
	14b	試験が終了または中止した理由.	
ベースライン・データ (Baseline data)	15	各群のベースラインにおける人口統計学的(demographic)，臨床的な特性を示す表.	

（続く）

105

表 3-8　RCT を報告する際に含まれるべき情報の CONSORT 2010 チェックリスト＊（続き）

章/トピック (Section/Topic)	項目番号 (Item No)	チェックリスト項目 (Checklist Item)	報告頁 (Reported on page No)
解析された人数 (Number analyzed)	16	各群について，各解析における参加者数(分母)，解析が元の割り付け群によるものであるか.	
アウトカムと推定 (Outcome and estimation)	17a	主要・副次的アウトカムのそれぞれについて，各群の結果，介入のエフェクト・サイズの推定とその精度(95%信頼区間など).	
	17b	2項アウトカムについては，絶対エフェクト・サイズと相対エフェクト・サイズの両方を記載することが推奨される.	
補助的解析 (Ancillary analysis)	18	サブグループ解析や調整解析を含む，実施した他の解析の結果. 事前に特定された解析と探索的解析を区別する.	
害(Harm)	19	各群のすべての重要な害(harm)または意図しない効果(詳細は「ランダム化試験における害のよりよい報告：CONSORT 声明の拡張」を参照).	
考察(Discussion)			
限界(Limitation)	20	試験の限界，可能性のあるバイアスや精度低下の原因，関連する場合は解析の多重性の原因を記載.	
一般化可能(Generalisability)	21	試験結果の一般化可能性(外的妥当性，適用性).	
解釈(Interpretation)	22	結果の解釈，有益性と有害性のバランス，他の関連するエビデンス.	
その他の情報 (Other information)			
登録(Registration)	23	登録番号と試験登録名.	
プロトコル(Protocol)	24	可能であれば，完全なプロトコルの入手方法.	
資金提供者(Funding)	25	資金提供者と他の支援者(薬剤の供給者など)，資金提供者の役割.	

＊本声明は，各項目についての重要な解説を記載した CONSORT 2010 解説と詳細とともに用いることを強く推奨する．クラスターランダム化比較試験，非劣性・同等性試験，非薬理学的治療，ハーブ療法，実用的試験については，CONSORT 声明拡張版を推奨する．そのほかの拡張版も近日発表予定(それらと本チェックリスト関連の最新情報は www.consort-statement.org を参照).

[Schulz KF, et al(著)，津谷喜一郎，他(訳)：CONSORT 2010 声明─ランダム化並行群間比較試験報告のための最新版ガイドライン，薬理と治療 38：940，2010 より転載]

Ⓒase　麻痺側に傾斜した座面での体幹側屈運動は，体幹の機能を向上させるか？

　Fujino ら[3)]は先行研究によって急性期の脳卒中患者に対する体幹の側方への運動練習は体幹機能の回復に有効であることを示していますが，どのような方法が効果があるのかは明確ではないと述べています．そのため，彼らは麻痺側に傾斜した座面での体幹側屈運動の効果を RCT で検証しています．

　対象患者は以下の条件を満たした 43 名としています．①20 歳以上，②初発の脳卒中，③大脳のテント上病変，④神経症状と全身状態が安定，⑤支持なしでの座位保持が可能，⑥研究開始時に Trunk Control Test(TCT)が最高点でない，⑦認知症，精神疾患がない，⑧指示の理解が可能，⑨体幹側屈運動を阻害する整形外科的疾患がない，⑩インフォームドコンセントを提供できる．

3 研究デザインのポイント 陥りやすい罠とは?

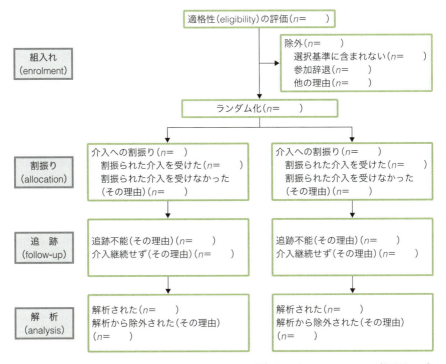

図3-19 2群間並行ランダム化比較試験の各段階の過程を示すフローチャート（組入れ，介入への割振り，追跡，データ解析）

Flow diagram of the progress through the phases of a parallel randomized trial of two groups (that is, enrolment, intervention allocation, follow-up, and data analysis)

[Schulz KF, et al（著），津谷喜一郎，他（訳）：CONSORT 2010 声明—ランダム化並行群間比較試験報告のための最新版ガイドライン．薬理と治療 38：940，2010 より転載]

　介入群，対照群の群分けは封筒法を用いたランダム化によって行われ，評価は群分けを知らない第三者によって行われています．介入は両群ともに通常の理学療法に加えて，体幹側屈運動を実施しています．介入群は麻痺側に 10°傾斜したプラットフォームで運動を実施し，対照群は水平な座面で実施しています．回数は 1 日に 60 回を 1 セッションとして，1 週間の介入で 6 セッション実施しています．その結果として，何名研究から脱落したかも明確に示されています．

　評価は SIAS，TCT，麻痺側，非麻痺側に重心移動した際の頭部，体幹の垂

直位からの変位を測定しています．統計学的解析は二元配置分散分析を用いています．結果としては，介入群のほうが TCT と重心移動時の頭部，体幹の変位が改善したことを報告しています．この研究より，麻痺側に傾斜した座面での体幹側屈運動は体幹機能の改善であることが示されています．

この研究は，CONSORT 声明に基づいて報告がなされています．

Ｃase　パーキンソン病患者に対する後進歩行の効果

　大森ら[4]は，前後研究でパーキンソン病患者に対する後進歩行練習によって歩容改善の即時効果が得られたことや 6 か月後に歩行能力が向上した結果が得られたことから，後進歩行練習の有用性を過去に報告しています．その結果をもとに，著者らは介入以外の要因による影響を排除するためにクロスオーバーデザインで研究をしています．

　対象者は Hoehn ＆ Yahr の分類（Yahr 分類）はⅡもしくはⅢの患者 6 名とし，無作為に前進歩行開始群と後進歩行開始群に群分けしています．研究期間を第 1 期と第 2 期に分け，前進歩行開始群では第 1 期にトレッドミル前進歩行，トレッドミル後進歩行の順に実施し，第 2 期にトレッドミル後進歩行，トレッドミル前進歩行の順で実施しています．後進歩行開始群では第 1 期，第 2 期にその反対の順序で実施しています．介入は快適歩行でのトレッドミル前進，後進歩行を 5 分間行い，歩行後に 15 分間の休憩を設けた後に別のトレッドミル歩行を実施しています．第 2 期は第 1 期の 7 日後に実施しています．評価は歩行の前後で 10 m の最大歩行速度と歩数を計測しています．

　統計学的解析は Wilcoxon の符号付順位検定を用いて，持ち越し効果と介入の効果を検討しています．結果としては歩数は変わらなかったものの，後進歩行群では歩行速度が上昇したと報告しています．また，第 1 期と第 2 期の持ち越し効果，日内の持ち越し効果ともになかったことが報告されています．

　この研究のようにある程度の期間をあけて介入を行い，介入前のデータを比較したり，日内の介入後の変化を検討することによって持ち越し効果の検証も実施することができます．

介入研究の限界：バイアスを考慮しよう

測定の誤差にはランダムな(偶然的)要素によって生じる偶然誤差(random error)と，ランダムではない(系統的)要素によって生じる系統誤差(systematic error)とがあります．そのなかで系統誤差による測定値のずれの要因をバイアスといいます．バイアスには大きく分けて，選択バイアスと情報バイアスがあります(3-④もご参照ください)．

●選択バイアス

選択バイアスとは参加者の募集あるいは割り付けの段階で生じるバイアスのことをいいます．例えば，ある新しい理学療法の治療法の効果を検討しようとする場合に，希望者のみを介入群とし，希望しない患者を対照群に割り付ける場合があります．新しい治療法に興味がある患者は普段の理学療法にも熱心である可能性が高く，結果が介入によるものなのか不明になってしまう可能性があります．RCTでは，標本を無作為に割り付けることから選択バイアスの問題は小さいですが，さらに対象者の研究への取り込み基準と除外基準を明確にすることと，群の割り付けを盲検化することである程度コントロールできます．

●情報バイアス

情報バイアスとは評価するときに得られる情報が正しくないために起こる偏りのことをいいます．測定者が測定機器を正しく操作できていない場合や測定者の思い込みによって偏りが起こることがあります．このことを情報バイアスのなかでも測定者バイアスといい，RCTでも十分注意が必要です．

特に介入研究によって測定者が測定しようとする対象者が介入群と対照群のどちらに割り付けられているか知っている場合は，介入の効果に対する期待や思い込みから結果を過大解釈してしまう可能性があります．また，対象者がどちらの群に属しているかを知ることによる偏りもあります．これを情報バイアスのなかでも対象者バイアスといいます．介入群に属していることを知ってしまえば，医療者に対して期待に応えようとする心理から通常以上の努力をしてしまう可能性もあります．

測定機器によっても偏りが生じます．機器の操作が誤っていなくても，機器

自体がもつ測定精度が問題となることがあります．これを，情報バイアスのなかでも測定手段バイアスといい，RCTでも対象者バイアスと同じように注意が必要です．ビデオカメラを用いた動作解析による関節角度の測定などは，マーカー位置を認識する精度が低い場合は1°程度の誤差が生じる場合があります(詳しくは第5章を参照してください)．

　研究結果の解釈をする際にはバイアスを考慮して，行った研究で結論づけられることはどこまでなのか，研究の限界としては何がいえるのかということを示すことが不可欠になります．

引用文献

1) Jüni P, et al.：Systematic reviews in health care：assessing the quality of controlled clinical trials. BMJ 323：42-46, 2001

2) Schulz KF, et al(著)，津谷喜一郎，他(訳)：CONSORT 2010声明—ランダム化並行群間比較試験報告のための最新版ガイドライン—．薬理と治療 38：939-947, 2010

3) Fujino Y, et al.：Does training sitting balance on a platform tilted 10° to the weak side improve trunk control in the acute phase after stroke? A randomized, controlled trial. Top Stroke Rehabil 23：43-49, 2016

4) 大森圭貢，鈴木　誠，他：パーキンソン病患者に対するトレッドミル後進歩行運動が平地歩行能力に及ぼす即時効果：クロスオーバーデザインを用いた検討．理学療法学 37：22-28, 2010

（森下元賀）

3 研究デザインのポイント　陥りやすい罠とは？

⑬理学療法介入効果についての質の高いエビデンス構築のために

メタアナリシスの進め方

メタアナリシス

　近年，わが国においても，根拠に基づく医療(EBM)が実践されており，メタアナリシス(meta-analysis)という言葉もよく目にするようになってきています．メタアナリシス(「メタ分析」や「メタ解析」ともよばれます)とは，複数の研究の結果を統合し，科学的により高い見地から分析すること，または，そのための手法や統計解析のことをいいます．

　医療におけるエビデンスとは，「バイアスのない方法により得られたデータを，バイアスのない方法で分析して得られた結果」であり，介入結果だけではなく，診断や予後にかかわる結果などその範囲は多岐にわたります．エビデンスレベルは科学的研究結果の質や水準に依存しており，その研究デザインによって，通常，メタアナリシス＞ランダム化比較試験(RCT)＞比較臨床試験(CCT)＞コホート研究＞症例対照試験(ケースコントロールスタディ)＞症例集積研究(ケースシリーズスタディ)＞症例報告(ケースレポート)の順番にレベルが高いとされており，メタアナリシスは EBM において最も質の高い根拠とされています[1]．理学療法領域においても，より質の高いエビデンスを構築していくために，メタアナリシスを行っていく必要があります．本項では，メタアナリシスの進め方について，簡潔に解説します．

メタアナリシスの利点

　メタアナリシスを用いた研究を行う利点として，以下のことが挙げられます．

111

●エビデンスとして質が高い

　上述のとおり EBM の観点から，エビデンスとしての質は高いので，引用されやすいという利点があります．

●EBM や臨床疫学への理解が深まる

　一つひとつの文献を読み込む必要があり，研究デザインについても勉強しなければなりませんので，EBM や臨床疫学への理解が深まります．

●指導者が遠隔地にいても研究が可能

　人や動物を対象とせず，既に出版されている論文を収集・解析することが主な研究手法となるので，指導者が遠隔地にいても，メールなどでディスカッションしながら研究を進めることができます．

メタアナリシスの進め方

　メタアナリシスは一般的に，①問題の定式化，②文献の検索，③文献の質の評価，④文献のデータベース化，⑤統計解析，⑥解析結果の解釈，の順に進めます．

①問題の定式化

　まずはじめに，自分がこの研究で何を明らかにしたいのかを構造化する必要があります．臨床上生じた疑問やエビデンスとして確立させたい事柄(クリニカルクエスチョンといいます)を，PICO(PECO)を用いて単純な形に構造化します．

　例えば，「食道がん患者さんの手術後に起こる無気肺や肺炎が問題になっているけれど，手術前から呼吸理学療法を行えば予防できるのではないだろうか?」という臨床上の疑問が生じた場合，その疑問を PICO の形に構造化すると，

・P (対象患者)：食道がんに対する手術予定の患者(に対して)
・I (介入方法)：手術前より呼吸理学療法を行う(と)

・C（比較対照）：手術前に呼吸理学療法を行わない患者（と比較して）
・O（効果指標）：術後呼吸器合併症（肺炎など）の発症率の抑制ができるか
という形になります．

　このようにクリニカルクエスチョンがある程度定式化されれば，それをもとにメタアナリシスを行う研究論文の適格基準を作成します．適格基準の内容としては，1．対象患者，2．介入方法（類似した治療・介入内容の許容範囲），3．効果指標，4．副作用，5．研究デザイン（RCT のみに限定するか？など），6．出版形式・研究の時期，7．言語や地域，8．未公表データを加えるか，9．サンプル数や介入期間，などが挙げられます．

②文献の検索

　おおまかな PICO が決定すると，次に文献検索を行います．

　まずは，自分と同じテーマのメタアナリシスがすでに発表されていないかを，UpToDate[2)]，The Cochrane Library[3)]，MEDLINE[4)] などで検索し確認する必要があります．誰もが興味をもつようなテーマやすでに各種ガイドラインにて記載があるようなテーマ（例えば，「慢性腰痛に対して運動療法は効果があるのか？」[2)] など）はすでにメタアナリシスが発表されている可能性が高いといえます．逆に，欧米などであまり関心の高くない狭い領域のテーマはメタアナリシスが発表されていない可能性があります．

　文献検索では，まず検索式を考えます．基本は P（対象患者）と I（介入方法）の組み合わせで検索を行います．O（効果指標）を最初から絞り込むと，本当は使えるかもしれない文献を見逃してしまう可能性があるため，最初は P＋I で検索するほうがよいでしょう．さきほどの PICO の例では「食道がん」と「呼吸理学療法」で検索を開始します．

　次にデザインの指定を行います．理学療法介入効果に関するメタアナリシスを行う場合は RCT のみに限定するのが一般的です．

　文献検索の手段としては，電子データベース検索を用いるのが一般的です．CENTRAL，MEDLINE，EMBASE などの包括的なデータベースおよび研究課題に沿ったデータベース（理学療法領域であれば PEDro など）も使用します．

③文献の質の評価

　文献の収集ができれば，それらの文献が適格基準に合致するか選別を行いま

表3-9 コクランの risk of bias 基準

1. Random sequence generation(適正なランダム化)
2. Allocation concealment(割り付けの隠蔽)
3. Blinding of participants and personnel(参加者・検査者の盲検化)
4. Blinding of outcome assessment(アウトカム評価の盲検化)
5. Incomplete outcome data(不完全なアウトカム)
6. Selective reporting(アウトカム報告バイアス)
7. Other sources of bias(その他のバイアス)

す. まずは各論文のタイトルや抄録を読んでみて，明らかに適切ではないとわかる論文は除外していき，自分の目的に合致していると思われる論文については本文を読み込み，適格基準に合致するか確認を行います.

　また，エビデンスの質が低い研究が混じると結果が歪められてしまうので，各文献の質を評価する必要があります. 質の評価として，バイアスの評価を行います. 評価項目は「コクランの risk of bias」に示されているように，適正にランダム化されているか，盲検化，不完全な効果指標への対応をしているのか，都合のよい結果のみ選択して報告していないか，などがあります(**表3-9**)[6].

④文献のデータベース化

　収集した文献を絞り込めたら，最終的に選択した文献から解析に必要な情報を抽出し，データベース化を行います. データベースに必要な情報としては，1. 各論文の識別情報(著者名，発表年など)，2. 対象患者，介入方法，比較対照，研究デザイン，質，アウトカムなど，3. 効果量を算出するために必要な統計量［平均，標準偏差(SD)，サンプルサイズなど］などが挙げられます.

　これらの情報を Excel®，FileMaker®，Access® などのソフトウェアを用いてデータベース化します. コクラン共同研究では Review Manager(RevMan)[7] というフリーソフトが推奨されています.

⑤統計解析─落とし穴があるので注意！

　収集したデータを統合する際には，「シンプソンのパラドックス」に注意が必要です. 例えば，理学療法の痛みに対する効果についての次のような架空の

3 研究デザインのポイント　陥りやすい罠とは？

研究 A

	鎮痛効果あり	鎮痛効果なし	鎮痛率(%)
介入群	9	1	90
対照群	17	3	85

研究 B

	鎮痛効果あり	鎮痛効果なし	鎮痛率(%)
介入群	3	17	15
対照群	1	9	10

研究 A と B を統合

	鎮痛効果あり	鎮痛効果なし	鎮痛率(%)
介入群	12	18	40
コントロール群	18	12	60

図 3-20　「シンプソンのパラドックス」の例

データがあったとします．A という研究では，理学療法介入群(介入群)の鎮痛率が 90％，対照群では 85％だったとしましょう．一方で，B という研究では，介入群の鎮痛率が 15％，対照群では 10％だとします．A，B どちらの研究も介入群のほうが鎮痛に対して効果ありという結果が出ています(**図 3-20 上段**)．次に，対応するセルを足し合わせて，この 2 つの研究を統合してみると，介入群が 40％，対照群が 60％と，もともとの研究結果とは逆の結果になってしまいます(**図 3-20 下段**)．このように，研究を個別にみれば介入群のほうに効果があるのに，全部を足し合わせると結果が逆転してしまうことを「シンプソンのパラドックス」といいます．

　メタアナリシスでは，「シンプソンのパラドックス」に陥ることなく定量的にデータを統合するために，収集した研究のデータの代表値(効果量：effect size とよびます)をまとめ，全体の効果量を算出します．メタアナリシスで使用する質的データの効果量には，リスク差，number needed to treat(NNT)，リスク比，オッズ比があります．また，量的データの効果量として，平均偏差，標準化平均差があります．これらの得られた効果量を重み付け平均*することがメタアナリシスの本質です．

....

用語
解説 **重み付け平均：**偶然の誤差によるばらつきは，サンプルサイズに影響を受けます．サンプル数が多いほどばらつきが小さく，サンプル数が少ないほど大きくなります．重み付け平均とは，このばらつきを公平にするために，サンプル数が多い研究を重く，少ない研究を軽く扱うことで重み付けし，複数の研究をまとめて，より真の値に近づけようとする手法です．

115

⑥解析結果の解釈

Review Manager などの統計解析ソフトでの解析結果について，実際の文献を用いて解説します．ここでは，van Haren らによる "Physical exercise for patients undergoing hematopoietic stem cell transplantation: systematic review and meta-analyses of randomized controlled trials."[8] というメタアナリシス研究を参照します（図 3-21）．この研究では，同種造血幹細胞移植患者に対して(P)，運動療法を行うことにより(I)，行わない患者と比べて(C)，QOL や全身倦怠感などが改善するか(O)を検討しています．

解析ソフトで解析をかけるとフォレストプロットが作成されます．図 3-21 では各研究における Experimental（実験）群と Control（対照）群の QOL（EORTC QLQ–C30 で評価）の加重平均の差が四角（■）で，95％信頼区間が横線で表示されています．そして，全体のデータがまとめられたものが菱形（◆）で表示されます．菱形の中心が全体の平均の差で，幅が 95％信頼区間を表しています．ゼロの縦線より右側（Favors Experimental 群）に位置しているので Experimental 群に好ましい結果であることがわかります．

次に異質性(heterogeneity)について確認を行います．異質性とは，似たような研究でも，研究デザイン（介入方法や観察期間など）や対象患者（年齢，性別，人種など）が異なるため違った結果になることを意味しています．異質性の評価は，収集した研究間のばらつきをコクランの統計量 Q^* や I^2 統計量* で検定を行います．van Haren らの論文では，$I^2=0$％（図 3-21）と異質性には問題ないという結果でした（表 3-10）．

また，結果に関係するバイアスの評価も必要となります．論文投稿では有意な結果のみ報告される傾向があるので，既存の研究がこれまで行われてきたすべての研究を代表しているとは限りません．これを「出版バイアス」といいます．出版バイアスはファンネルプロットを用いて評価します．ファンネルプロットの形が左右対称かどうかで出版バイアスの有無を判定します．そのほかにもさまざまなバイアスの種類がありますが，詳細は成書を参照してください．

3 研究デザインのポイント 陥りやすい罠とは？

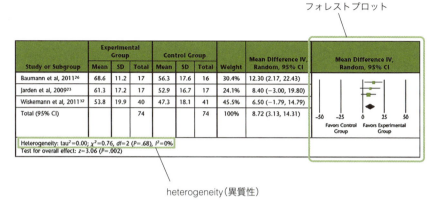

図 3-21 van Haren らの研究結果

[van Haren IE, et al：Physical exercise for patients undergoing hematopoietic stem cell transplantation：systematic review and meta-analyses of randomized controlled trials. Phys Ther 93(4)：514-528, 2013 より引用・改変]

表 3-10 異質性 I^2 値の解釈

I^2 値(%)	異質性の程度
0〜25	なし
25〜50	中等度
50〜75	強い
75〜100	非常に強い

ADVANCE エビデンスをガイドラインにどう活かすか？

上述のようにエビデンスのレベルは，研究デザインとサンプルサイズによって，メタアナリシス＞RCT＞CCT＞コホート研究＞症例対照試験（ケースコントロールスタディ）＞症例集積研究（ケースシリーズスタディ）＞症例報告（ケー

用語解説

コクランの統計量 Q： コクランの統計量 Q は値が大きければ異質性が高く，小さければ均質と判定します．この値は統合した研究の数に影響を受けます．数が少ないと検出力が弱くなり，異質性があっても均質と判定されることがあります．逆に数が多いと異質性がないのに異質と判定することがあります．また，異質性の程度を定量的に判定することができません．

I^2 統計量： I^2 統計量は研究の数や指標に左右されにくく，値の範囲がわかりやすいという特徴があります．コクランの統計量 Q から自由度を引いたものを 100％表示しています．

スレポート）の順番に決定されます．しかし，同じRCTのデザインでも追跡状況や解析方法などの質に大きな差があっても，同じレベルとして扱われます．

　そこで，エビデンスの評価や推奨度設定のツールとしてGRADE[9]が作成されています．GRADEでは，エビデンスとしてメタアナリシスを行う過程において必要不可欠なシステマティックレビューを重視しています．また，研究デザインやサンプルサイズだけでなく，設定や内容も吟味し，推奨度を決めるようになっています．Mindsによる「診療ガイドライン作成の手引き2014」[7]でもシステマティックレビューをガイドライン作成に使用することが記載されています．GRADEやMindsの「診療ガイドライン作成の手引き」では，システマティックレビューが重視されており，エビデンスを科学的に評価して，ガイドラインに活かすことができるようになっています．

引用文献

1) 正木朋也，津谷喜一郎：エビデンスに基づく医療（EBM）の系譜と方向性：保健医療評価に果たすコクラン共同計画の役割と未来．日本評価研究6：3-20, 2006

2) UpToDate. https://www.uptodate.com/ja/home

3) The Cochrane Library. http://www.cochranelibrary.com/

4) MEDLINE. http://www.jah.ne.jp/~kako/medline.html

5) 日本整形外科学会，日本腰痛学会（監），日本整形外科学会診療ガイドライン委員会，腰痛診療ガイドライン策定委員会（編）：腰痛診療ガイドライン2012．南江堂，2012

6) Higgins JPT, et al：Cochrane Handbook for Systematic Reviews of Interventions Version 5.1.0.2011 http://handbook.cochrane.org/

7) Review Manager. http://tech.cochrane.org/revman

8) van Haren IE, et al：Physical exercise for patients undergoing hematopoietic stem cell transplantation：systematic review and meta-analyses of randomized controlled trials. Phys Ther 93：514-528, 2013

9) 相原守夫，他：診療ガイドラインのためのGRADEシステム—治療介入．凸版メディア，2010

10) 福井次矢，山口直人（監），森實敏夫，他（編）：Minds診療ガイドライン作成の手引き2014，医学書院，2014

（井上順一朗）

4

研究倫理
これなしに研究はすすめない

　倫理的問題が，研究の過程に存在する
とその研究は価値を失ってしまいます．
本章では研究倫理の概要とともに，倫理
審査委員会への申請方法や利益相反の開
示方法など，実践的なメソッドについて
解説します．

①倫理的問題があると研究の価値を失ってしまう

研究倫理とは？

倫理的配慮を欠いた研究は受け入れられない

　臨床研究の価値は，研究の着眼点ならびに研究デザインによって，大きく変化します．しかし，よくできた研究デザインによって行われた研究であったとしても，その過程において倫理的な問題があれば，一度に研究の価値を失います．さらに，研究者としての立場さえも危うくなります．

　臨床研究は，ヘルシンキ宣言（フォルタレザ総会修正版，2013年），「人を対象とする医学的研究に関する倫理指針［厚生労働省・文部科学省，平成29年(2017年)2月28日一部改正］」[1]を順守して行うことが大切です．抄録や発表などで「ヘルシンキ宣言を順守し……」と記載するだけでなく，真にその内容を理解したうえで取り組むことが求められます．

　研究倫理においては，個人情報保護，著者資格，ミスコンダクト，利益相反などが問題として取り上げられます．

個人情報保護
―研究参加の同意を得て情報を入手し，適切に管理をしよう

　人を対象とした臨床研究においては，研究対象者に対して，研究の目的・方法，個人情報の取り扱いなどについて適切な説明を行い，同意を得たうえで実施することが必要です．そして，研究対象者から得た個人情報は，あらかじめ決められた鍵のかかる場所などで適切に管理することが必要です．電子データの保管をUSBメモリーや携帯型ハードディスクに入れていることが多いですが，紛失に注意するとともに，念のため，それらのデバイスやデータにパス

ワードをかけておくなど，二重，三重の情報保護対策を講じておくことが求められます．

著者資格—どのような人が著者として名を連ねるか

　著者資格(authorship)について，医学雑誌編集者国際委員会(ICMJE)は，次の4つの基準を推奨しています[2]．
1. 研究の構想もしくはデザインについて，または研究データの入手，分析または解析について実質的な貢献があること
2. 原稿の起草または重要な知的内容にかかわる批判的(critically)な遂行に関与していること
3. 出版原稿の最終承認(final approval)を行っていること
4. 研究のいかなる部分についても，正確性あるいは公正性に関する疑問が適切に調査され，解決されるようにし，研究のすべての側面について説明責任があること(accountable)に同意していること

　これらを満たしていない場合には，研究貢献者として謝辞に記載します．その場合であっても，研究貢献者としてかかわった部分について責任をもつことになるので，謝辞に記載する場合には，書面での承諾を得ることが推奨されています．研究業績を増やすために著者として名前を連ねるということは，厳に慎まなければなりません．

ミスコンダクト(研究不正)

　研究を行っていると必ずしも思いどおりの結果が出ないことがあります．それにもかかわらず，よい結果として発表したいと考え，データに手を加えることがあります．これらは，ミスコンダクト(研究不正)とよばれ，捏造(fabrication)，改ざん(falsification)，盗用(plagiarism)の3種類があります．それぞれの頭文字をとりFFPといわれます．

　データが得られていないにもかかわらず，あたかも得られたかのようにデータをつくることを"捏造"，不都合なデータが得られた場合に都合のよいデー

タに置き換えることを"改ざん", 他人のデータを自らが得たかのように勝手に使用することを"盗用"といいます. いずれのデータ操作も不正な処理によってデータを得ることになり, そのデータを解析して出てくる結果は, 都合がよいように歪められたものとなります. ネガティブデータであったとしても, 正しい手法で得られたデータは有益なものになるので, 得られたデータを操作するようなことはないようにしましょう.

　研究結果の公表時においても不正につながらないように注意することが必要です. 公表時の不正としては, 二重投稿やいわゆるサラミ論文などが問題となります. 同じ内容の論文の一部を変えて投稿することは二重投稿となります. 言語を変えて投稿する場合にも, 投稿先の編集委員会にその旨をあらかじめ伝えておかなければなりません. また, まったく内容が同一でなくても, 対象や解析の一部だけを変更した研究(同じ対象に対しAの手法で解析し, 次にBの手法で解析した研究など)の場合, 本来1つの研究を複数に分割して発表しているようにみられることがあり, いわゆるサラミ論文とよばれます. サラミ論文は単に業績数を増すための行為とみなされ研究不正とされることがあります. このような場合には, 【はじめに】のなかで, 「前回はAの手法で解析を行ったが, 今回, 新たにBの手法で解析した」と記載するだけでなく, 当該論文を分けて実施, 公表する必要性を示すことが求められます.

引用文献

1) 文部科学省, 厚生労働省：人を対象とする医学系研究に関する倫理指針. 平成26年12月22日 (平成29年2月28日一部改正). http://www.mhlw.go.jp/file/06-Seisakujouhou-10600000-Daijinkanboukouseikagakuka/0000153339.pdf

2) 医学雑誌編集者国際委員会：医学雑誌における学術研究の実施, 報告, 編集および出版への推奨(2015年12月改訂版). 中山健夫, 津谷喜一郎(編著)：臨床研究と疫学研究のための国際ルール集 Part2, pp2-23, ライフサイエンス出版, 2016

(日高正巳)

４ 研究倫理　これなしに研究はすすめない

②研究計画に倫理的な問題がないことを確認する

倫理審査委員会とは？

　臨床研究を行う場合には，あらかじめ研究計画に倫理的な問題がないことを確認しておくことが必要となります．研究グループが立案した研究計画書が研究倫理面において問題がないかを審査する機関が倫理審査委員会です．

倫理審査委員会について知ろう

　研究機関である大学や研究が盛んな病院などには倫理審査委員会が設置されています．倫理審査委員会の構成員は誰でもよいというものではなく，「人を対象とする医学系研究に関する倫理指針」において，倫理審査委員会の構成員や機能，役割などが明確に示されています．

●倫理審査委員会の構成員と委員会成立要件

　次の６項目を満たすことが求められており，委員会成立の要件も同じようになっています．
①医学・医療の専門家など，自然科学の有識者が含まれていること
②倫理学・法律学の専門家など，人文・社会科学の有識者が含まれていること
③研究対象者の観点も含めて一般の立場から意見を述べることのできる者が含まれていること
④倫理審査委員会の設置者の所属機関に所属しない者が複数含まれていること
⑤男女両性で構成されていること
⑥５名以上であること

123

●倫理審査委員会の位置づけ

倫理審査委員会は研究機関の長からの諮問機関であり，研究機関の長に対して提出された研究計画書をもとに，研究実施の適否について，倫理的観点ならびに科学的観点から審査を行うものです．審査結果は研究機関の長に文書で報告され，研究機関の長の責任において，研究者に対して研究実施の可否を通知することになります．

●倫理審査委員に求められるもの

倫理審査委員は研究計画を知る立場であることからも，業務上知り得た情報を正当な理由なく漏らしてはいけないという守秘義務が課せられます．また，適切に審査を行うために，審査に必要な知識を修得するための教育・研修を受けることも求められています．

倫理審査委員会がない場合には

一般病院や診療所などで，施設内に倫理審査委員会がない場合があります．そのような場合には，施設長と相談し，倫理審査委員会を立ち上げてもらうことも必要かもしれません．しかし，倫理審査委員会の構成員や開催頻度のことを考えると，倫理審査委員会を立ち上げることが適当かどうかは判断に悩むことになります．

では，倫理審査委員会がない場合には，臨床研究が実施できないのでしょうか？　決して，そのようなことはありません．自施設に倫理審査委員会がない場合には，次の2つの方法が考えられるので，倫理審査委員会がないから審査を受けずに研究を始めるのではなく，適切な審査を受けたうえで研究を始めるようにしましょう．

●共同研究者の施設で倫理審査を受ける

多くの研究は単独で実施するのではなく，研究組織を構築して行われます．共同研究者がいる場合，共同研究者が所属している施設に倫理審査委員会があれば，そちらで倫理審査を受けます．

4 研究倫理　これなしに研究はすすめない

●外部の研究計画について審査を行っている研究機関で
　倫理審査を受ける

　共同研究者がいない場合や共同研究者がいてもその施設にも倫理審査委員会がない場合には，それ以外の機関での倫理審査委員会で倫理審査を受けることが必要です．研究機関によって，その機関に所属していない研究者の研究計画書を審査しているところがあります．したがって，施設長より外部者の研究計画書の倫理審査を行っている倫理審査委員会に審査を依頼することになります．自施設の倫理審査だけで手一杯になっているところも多く，外部の倫理審査を受け入れているところがどこかということを確認しておくことが必要です．

　また，近年，そのような自施設に倫理審査委員会をもたない施設での研究活動を支援するために，学会内に倫理審査委員会をもつところもできています．しかし，倫理審査委員会の構成員や開催頻度などの点から，期間を要したり，遠方まで研究内容の説明に出向いたりすることが必要になることがあります．余裕をもって申請をするようにしましょう．

(日高正巳)

125

③申請する前に教育・研修が必要

倫理審査委員会への申請

倫理審査申請者の要件

　臨床研究を行うための研究組織の研究代表者が研究計画書を作成し，研究機関の長宛てに申請を行います．研究を行うことは誰でも可能であることから申請者は基本的に誰でも可能です．しかしながら，倫理審査委員会によっては，申請者を規定しているところもあります．特に，大学院生の研究倫理審査の申請においては，指導教員が申請するように求めているところもあります．

　基本的に倫理審査の申請は自由なのですが，事前に研究倫理についての教育を受けておくことは求められます．すなわち，研究倫理についての教育・研修を受けておくことが倫理審査を行ううえでの，強いていえば研究活動を行ううえでの最低要件となるのです．

研究倫理の教育はどこで受けるのか

　倫理審査委員会に申請する前に受講が求められている研究倫理の教育は，e-learning としていくつかの機関が実施しています．いずれの教育プログラムでも構いませんので，学修するようにしましょう．

　代表的なものとしては，

・CITI Japan　https://edu.citiprogram.jp/defaultjapan.asp?language=japanese
・ICR 臨床研究入門　https://www.icrweb.jp/
・UMIN e-Learning サイト　https://moodle2.umin.ac.jp/moodle/

などがあります．ヘルシンキ宣言や研究に関する倫理指針も改定が行われるので，研究倫理の教育も一度受ければよいというものではなく，定期的に再学修する

ことが求められます．倫理教育の受講証に有効期間を設けている施設もあります．
　個人情報保護を含めたデータの取り扱い，どのような行為が研究不正に該当するのか，共同研究のルール，利益相反など，学修内容は多岐にわたりますが，研究者としての基本的知識を身につけるための教育となります．

申請書の様式，同意書の様式

　申請書ならびに同意書の様式は図 4-1 ならびに図 4-2 に示すとおりです．申請書は研究計画によって記載分量が変わってきますが，すべての項目について，どのように研究を遂行していくのかをわかりやすく記載することが必要です．

審査側の視点

　倫理審査委員会では，研究計画書に必要な事項が漏れなく記載されているか，研究計画が無理なく適正なものかについて審査されます．
　倫理指針をはじめとして，順守する規定の確認を行います．そのうえで，記載項目ごとに倫理的に問題がないかが審査のポイントになります．
　研究対象者の選定方針においては，研究者‒研究対象者関係がポイントとなります．基本的には研究対象者は公募によることが望ましいですが，教員‒学生，上司‒部下，治療者‒患者などの関係性によって研究が行われる場合も多くみられます．この場合，研究対象者が不利益を被ることなく研究参加を拒否すること，いったん，研究参加に同意してもその同意が撤回できることが保証されている必要があります．そのうえで，インフォームド・コンセント，インフォームド・アセント*が適切に行われるかどうかが確認されます．さらに，

用語解説　インフォームド・アセント：研究対象者に対する説明と同意は，インフォームド・コンセントとして知られています．しかし，研究対象者が未成年者であったり，病態によって理解や意思表示ができなかったりする場合には，研究対象者自身から同意が得られないことがあります．その場合，代諾者に対して説明を行い，同意を得ることになりますが，その場合においても研究対象者に対する説明が不要ということではありません．研究対象者が意向を表現できる場合には，研究対象者自身が理解できるような表現を用いて説明を行い，意向を尊重する対応を行うことが必要です．

研究計画書〈様式(1)〉

①研究課題名					
②研究の実施体制	氏　　名		所　属	職　名	役割分担等
	研　究責任者				
	研究者				
	研　究分担者				
	研究実施場　所	(〒　　　　　)			

遵守する規程等：(該当するものすべてにチェック)
□　人を対象とする医学系研究に関する倫理指針(平成 26 年文部科学省・厚生労働省告示第 3 号)
□　○○大学倫理審査委員会規程
□　その他(　　　　　　　　　)

③研究の目的および意義
④研究の方法および期間
⑤研究対象者の選定方針
⑥研究の科学的合理性の根拠
⑦「人を対象とする医学系研究に関する倫理指針」第 12 の規定によるインフォームド・コンセントを受ける手続等
　(インフォームド・コンセントを受ける場合には，同規定による説明および同意に関する事項を含む)
⑧個人情報等の取り扱い(匿名化する場合にはその方法を含む)
⑨研究対象者に生じる負担ならびに予測されるリスクおよび利益，これらの総合的評価ならびに当該負担およびリスクを最小化する対策
⑩試料・情報(研究に用いられる情報に係る資料を含む)の保管および廃棄の方法
⑪研究機関の長への報告内容および方法
⑫研究の資金源等，研究機関の研究に係る利益相反および個人の収益等，研究者等の研究に係る利益相反に関する状況
⑬研究に関する情報公開の方法
⑭研究対象者等およびその関係者からの相談等への対応
⑮代諾者等からインフォームド・コンセントを受ける場合には，「人を対象とする医学系研究に関する倫理指針」第 13 の規定による手続(第 12 および第 13 の規定による代諾者等の選定方針ならびに説明および同意に関する事項を含む)
⑯インフォームド・アセントを得る場合には，「人を対象とする医学系研究に関する倫理指針」第 13 の規定による手続(説明に関する事項含む)
⑰「人を対象とする医学系研究に関する倫理指針」第 12 の 5 の規定による研究を実施しようとする場合には，同規定に掲げる要件をすべて満たしていることについて判断する方法
⑱研究対象者等に経済的負担または謝礼がある場合には，その旨およびその内容
⑲侵襲(軽微な侵襲を除く)を伴う研究の場合には，重篤な有害事象が発生した際の対応
⑳侵襲を伴う研究の場合には，当該研究によって生じた健康被害に対する補償の有無およびその内容
㉑通常の診療を超える医療行為を伴う研究の場合には，研究対象者への研究実施後における医療の提供に関する対応
㉒研究の実施に伴い，研究対象者の健康，子孫に受け継がれ得る遺伝的特徴等に関する重要な知見が得られる可能性がある場合には，研究対象者に係る研究結果(偶発的所見含む)の取り扱い
㉓研究に関する業務の一部を委託する場合には，当該業務内容および委託先の監督方法
㉔研究対象者から取得された試料・情報について，研究対象者等から同意を受ける時点では特定されない将来の研究のために用いられる可能性または他の研究機関に提供する可能性がある場合には，その旨と同意を受ける時点において想定される内容
㉕「人を対象とする医学系研究に関する倫理指針」第 20 の規定によるモニタリングおよび監査を実施する場合には，その実施体制および実施手順
㉖その他

図 4-1　研究計画書(見本)

128

4 研究倫理　これなしに研究はすすめない

同　意　書

○○大学　学長　殿

　この度，私は「研究課題名：＿＿＿＿＿＿＿＿＿＿」（研究責任者：＿＿＿＿＿＿＿＿＿）
に関する研究について，別紙の説明文書に基づき十分な説明を受け納得しましたので，研
究に参加することに同意します．

同意日：＿＿＿年＿＿＿月＿＿＿日

研究対象者氏名：＿＿＿＿＿＿＿＿＿＿＿＿＿＿＿＿＿（自署）

住所：〒＿＿＿＿＿＿＿＿＿＿＿＿＿＿＿＿＿＿＿＿＿＿＿＿

電話番号：＿＿＿＿＿＿＿＿＿＿＿＿＿

代諾者氏名：＿＿＿＿＿＿＿＿＿＿（自署）（続柄：＿＿＿＿＿）

　　　　　　　　　　　　　　　説明日：＿＿＿年＿＿＿月＿＿＿日
　　　　　　　　　　　　　　　説明者氏名：＿＿＿＿＿＿＿＿＿（自署）
　　　　　　　　　　　　　　　研究責任者氏名・所属・連絡先：
　　　　　　　　　　　　　　　＿＿＿＿＿＿＿＿＿＿＿＿＿＿＿＿＿

※この同意書は研究終了まで保管され，同意書のコピーは同意された本人にお渡しします．
※不明な点がありましたら，遠慮なく説明者にお尋ねください．

図 4-2　同意書（見本）

個人情報保護の観点からは匿名化の方法ならびにデータの管理方法について審
査が行われます．
　研究対象者が研究に協力するに際してどのような負担があり，リスクや利益
はどの程度なのかも審査されます．研究対象者の経済的な負担が過多でない
か，また，謝礼金が適切なのかについてチェックを受けます．侵襲を伴う研究
の場合には，有害事象発生時の対応や補償の有無などがポイントとなります．
理学療法の臨床研究において，CT などの撮影を伴う場合には放射線の被曝が
あることから，誰しも「侵襲あり」と判断することでしょう．この場合には，
どの職種が撮影を行うのかを明記します．また，運動負荷試験や物理療法など

129

も被験者に負担をかけるものであり「侵襲あり」となります．さらに，アンケート調査において，過去の心的外傷に触れるようなインタビューも「侵襲あり」に該当することになります．すなわち研究目的で被験者に対して，何か負担をかけるようなことを行う場合には「侵襲あり」とされます．侵襲があっても被験者に負担の小さいものは「軽微な侵襲」とされます．軽微な侵襲に該当するかどうか意見が分かれることもあるので，判断がつかない場合には倫理審査委員会の判断を仰ぐとよいでしょう．侵襲（軽微な侵襲を除く）がある介入研究の場合には，モニタリングと監査が求められるので，その方法について研究計画書に盛り込むことが必要です．

また，サンプルサイズの問題として，必要なn数が確保されなければ研究として成立しません．逆に，必要以上のn数を集めることは倫理的に問題となるので，その算出根拠なども明確にしておくことが求められます．

倫理審査においては，インフォームド・コンセントを得るための説明書ならびに同意書などについても審査が行われます．研究計画書内は専門用語を用いた記述であっても構いませんが，対象者に対する説明書では，わかりやすい言葉を用いることが必要です．

審査結果は，倫理審査委員会から研究機関の長に対して，文書で報告することになっています．審査結果は，承認，条件つき承認，不承認，継続審議，保留となります．条件つき承認の場合には，審査コメントを参考に研究計画書を修正して再提出することになります．その場合には，通常審査ではなく，迅速審査が行われ，修正ができていれば晴れて承認となります．

倫理審査の承認を受けたら

研究計画書の倫理審査をパスしたら，研究を始めることになりますが，臨床研究を行う場合には，まず研究の登録を行うことが必要です．「研究結果が出る前に登録をしなければならないのか」と思う人もいるかもしれません．しかし，出版バイアスを防止するためにもUMINなどの登録サイトに研究登録をする必要があります．この登録前に試験を開始しデータを収集することも研究の不正行為とされます．

研究が終了したら研究結果を公表することが一般的です．期待した結果が得

られたポジティブな結果の場合には論文化されますが，一方で，ネガティブな結果の場合には論文化されません．また，投稿しても採択されないこともありその結果が公表されないことになります．このように投稿されなかったり，採択されなかったりすることによって，公表される資料はポジティブな結果に偏る傾向があります．このような偏りが出版バイアスです．臨床研究の事前登録制度には，ネガティブな結果のため公表されなかった同様の研究が別の研究組織によって繰り返し行われることによって，被験者が被る害を防止するという意図も含まれています．

　また，研究結果を報告する場合には，倫理審査委員会の承認を受けたことを明記するとともに，承認番号がある場合には，その承認番号を記載することが必要です．

研究を終了したら

　期待した結果が得られたかどうかにかかわらず，研究結果を公表するとともに，研究機関の長に報告することが必要です．また，研究で得た試料などについては，あらかじめ定められた期間，保管しておくことが必要となります．

（日高正巳）

④機器の提供を受ける，企業から講演料を受け取る……

利益相反とは？

　ディオバン事件*以降，わが国で利益相反（conflict of interest：COI）が注目され始めました．ICMJE の推奨では，「利益相反は，患者の福利や研究の妥当性など第一の関心事に関する専門的判断が，財政的利益のような二次的な関心事に影響する場合に現存する．財政的利害関係（雇用，顧問，株式の所有，ストック・オプション，謝礼金，特許権，報酬を受けた専門家証言など）は，最もわかりやすい利益相反であり，雑誌，著者そして学問そのものの信憑性を最も損なうものといえる」としています．

利益相反の関係にあることは問題なのか

　産学連携が求められる今日，利益相反は，その関係にあること自体が問題なのではなく，その事実を公表しないことが問題となります．理学療法の分野においては，製薬企業と医師との関係のように多額の報酬が支払われるわけではありませんが，研究結果に対して不正な操作を行っていないかという疑念を抱かれないようにすることが大切です．

ディオバン事件：高血圧症の治療薬であるディオバンの臨床研究において，ディオバンを発売している製薬会社の社員が大学の非常勤講師として当該研究にかかわり，研究の過程でデータの操作を行った事件です．当該企業にとって有益な研究結果になるようにデータを改ざんし発表したものであり，論文の捏造とされました．

どのようなものが利益相反になり得るのか

理学療法士自身が注意しないといけない利益相反の状態としては，次のようなケースが挙げられます．

1つ目のケースとしては，研究に関連する機器の無償提供です．理学療法機器や評価機器が高額であり，所属施設に機器がない場合に，研究機器を一時的に企業から貸与してもらい研究を行うことがあります．購入した機器を使用する場合や妥当な借用料を支払っている場合には問題になりませんが，"無償で"という場合には利益相反の状態にあるということになります．デモ機を借りて研究をした場合には注意が必要です．

2つ目のケースは，講習会や研修会の講師料や原稿料の場合です．理学療法機器の製造企業が当該企業が販売する機器の有効性を広めるため，企業主催の講習会や研修会を開催することがあります．また，企業のパンフレットなどで原稿の執筆を依頼されることがあり，講演料や原稿料として対価を受け取ることがあります．企業から報酬を受けて講演などをしているわけであり，当該企業の機器を用いた研究を行う場合には，その機器の有用性を示すことになるだろうという疑念をもたれることが問題となります．

どのように公表するのか

利益相反の関係にある場合，その事実を隠すことなく正確に公表することが重要です．口述発表の場合には，タイトルの後の2枚目に利益相反開示のスライドを挿入するようにします（図4-3）．ポスター発表の場合にも，ポスターのどこかに同一の内容を表示することで開示します．抄録原稿や論文の場合には，利益相反の有無のみの記述となりますが，利益相反がある場合には，どのような関係にあるのかについて，問い合わせに応じられるようにしておくことが必要です．どの程度の利益相反の関係から公表するのかについては，学会によって異なるので，各学会が定める公表の基準＊を確認することが大切です．

また，研究倫理審査委員会にて研究計画書の審査を受ける場合にも，あらかじめ利益相反の自己申告が必要なこともあります．

COI 開示 筆頭演者名：○○○○	COI 開示 筆頭演者名：○○○○
【COI なしの場合】 　演題発表に関連し，開示すべき COI 関係 にある企業などはありません 【COI ありの場合】 　利益相反あり 　本研究は○○会社より△△の機器の無償 提供を受けた.	演題発表に関連し，開示すべき COI 関係にある 企業などとして 　①顧問：　　　　　　　　なし 　②株保有・利益：　　　　なし 　③特許使用料：　　　　　なし 　④講演料：　　　　　　　あり 　⑤原稿料：　　　　　　　なし 　⑥受託研究・共同研究費：なし 　⑦奨学寄付金：　　　　　あり 　⑧寄附講座所属：　　　　なし 　⑨贈答品などの報酬：　　なし

図 4-3　COI 開示スライドの例

COI の有無に応じて，左側のように文章で記載したり，右側のように COI の関係にある事項
を示したりすることで開示します.

> **用語解説**
>
> **利益相反の公表の基準：**
> 　理学療法関連の学会で用いられている開示の目安はおおむね次のとおりです.
> 【申告すべき事項と条件】
> ①臨床研究に関連する企業・法人組織や営利を目的とした団体(以下，企業・組織や団体とい
> 　う)の役員，顧問職については，1つの企業・組織や団体からの報酬額が年間 100 万円以上の
> 　場合
> ②株式の保有については，1つの企業についての1年間の株式による利益(配当，売却益の総
> 　和)が 100 万円以上の場合，あるいは当該全株式の 5％以上を所有する場合
> ③企業・組織や団体からの特許権使用料については，1つの権利使用料が年間 100 万円以上の
> 　場合
> ④企業・組織や団体から，会議の出席(発表)に対し，研究者を拘束した時間・労力に対して支
> 　払われた日当(講演料など)については，1つの企業・組織や団体からの年間の講演料が合計
> 　50 万円以上の場合
> ⑤企業・組織や団体がパンフレットなどの執筆に対して支払った原稿料については，1つの企
> 　業・組織や団体からの年間の原稿料が合計 50 万円以上の場合
> ⑥企業・組織や団体が提供する研究費については，1つの企業・組織や団体から臨床研究(受託
> 　研究費，共同研究費など)に対して支払われた総額が年間 200 万円以上の場合
> ⑦企業・組織や団体が提供する奨学(奨励)寄付金については，1つの企業・組織や団体から，
> 　申告者個人または申告者が所属する部局(講座・分野)あるいは研究室の代表者に支払われた
> 　総額が年間 200 万円以上の場合
> ⑧企業・組織や団体が提供する寄附講座に申告者らが所属している場合
> ⑨その他，研究とは直接無関係な旅行，贈答品などの提供については，1つの企業・組織や団
> 　体から受けた総額が年間 5 万円以上の場合

4 研究倫理　これなしに研究はすすめない

参考文献

1) 中山健夫，津谷喜一郎（編著）：臨床研究と疫学研究のための国際ルール集 Part2．ライフサイエンス出版，2016

2) 山崎茂明：科学論文のミスコンダクト．丸善出版，2015

3) 福原俊一（監），尾藤誠司（著）：いざ，倫理審査委員会へ〜研究計画の倫理的問題を吟味する．健康医療評価研究機構，2008

4) 山崎　力，小出大介：全体像がひと晩でわかる！　臨床研究いろはにほ．ライフサイエンス出版，2015

5) レギュラトリー・ドクターズ（編）：絶対に知るべき臨床研究の進め方― PMDA で得た研究者の心構え 48．メディカルビュー社，2016

（日高正巳）

5

測定機器の適応と限界
何を測定するのか，正確に測定できるのか？

　理学療法の臨床研究では必須の筋力や
関節可動域などさまざまな項目の測定・
評価．しかしその方法が正しくなけれ
ば，得られるデータも不正確なものと
なってしまいます．本章では，理学療法
臨床研究で用いられる測定・評価方法
を，適応や注意点とともに解説します．

筋力・筋活動を測定しよう
HHD，BIODEX，CYBEX，EMG

●徒手筋力計（HHD）

測定機器の概要（図5-1）

　対象者の筋力を測定するために臨床現場で多く活用されている Daniels and Worthingham の「新・徒手筋力検査法」（MMT）[1]は，評価基準が順序尺度であるため，実は定量的な計測に不向きです．そこで，定量的で客観的な筋力値を測定できる機器として臨床的に最も汎用されているのが，HHD です．HDD は 1970 年代に開発されたもので，安価・客観性・携帯性に優れており，簡易的に計測可能な手法といえます．測定方法は徒手的な圧迫法と，ベルトを使用した牽引法があり，再現性・信頼性はベルトを使用した牽引法が優れています（図5-1a, b）[2]．

適応

　基本的にすべての患者に適応できます．しかし，筋力を測定するのに姿勢保持が困難であったり，運動方向の誘導や最大筋力の発揮を求めるときに指示理解が困難であったりする場合には正確な測定ができません．また，痛みを訴える場合も同様に考慮が必要になります．

注意点

・肢位などが異なると算出される数値の解釈が異なるので注意が必要です．麻痺側筋力に関して，計測の設定を統一すれば，定量的な計測が可能とされています．

・HHD によるほとんどの筋力測定は，MMT の測定肢位での測定方法で可能です．しかし，固定や抵抗によって測定の再現性に大きな影響を及ぼします．特に圧迫法は測定値が 30 kg を超える場合は再現性が担保されないため，付属するベルトでの牽引法が推奨されています[2]．

138

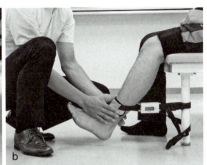
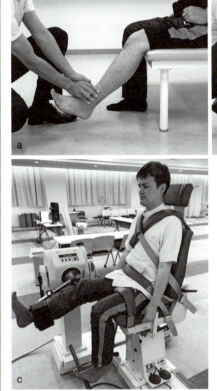

図 5-1 筋力測定の各種方法
a：徒手筋力計(HHD)圧迫法，b：徒手筋力計(HHD)ベルトを使用した方法(牽引法)，c：等速性筋力測定装置 BIODEX(酒井医療株式会社)

- 圧迫法は信頼性が低く，検査者の固定力や機器を当てる角度によって数値が変動します．

よくある誤った使用例

　数値を比較するときに，単純な力(N，kgf)またはトルク(Nm：力×距離)を比較するのか，対象者の体重で正規化[*](Nm/kg)が必要なのか，比較したい筋力または関節トルクに応じて計測や単位を考える必要がありますが，しばしば誤りがみられます．例えば，個人の治療経過を示すとき，筋力の絶対値を比較したいときにはNmを使用します．群間の比較のように体重による影響を考慮

した場合には体重で除した Nm/kg を使用します．
　また，徒手筋力計（HHD）を当てる方向は運動方向に対して当てるように注意しましょう．

●等速性筋力測定装置（BIODEX，CYBEX）(図 5-1c)

測定機器の概要
　1960 年代に開発されたのち，その客観性・有用性が示され，各国に広がりました．関節運動速度を任意に規定でき，一定速度を保った等速性筋力の測定が可能です．

適応
　座位姿勢保持が可能な方であれば測定は可能ですが，主にスポーツ選手や運動器疾患の患者が適応となります．特に等速性筋力はスポーツのパフォーマンスと関連性があるため，そのパフォーマンス向上に関する筋力を正確に測定でき，また術後の筋力の回復の度合いを測定できます．

利点と欠点
　測定時の関節運動に危険が少ない，等張性収縮はもちろん求心性収縮や遠心性収縮などの収縮様式ごとでの評価が可能，固定力が強く代償動作が生じにくい，再現性が高い，筋力強化トレーニングにも使用可能という利点があります．反対に，高価で，測定方法が煩雑で測定に時間と技術を要する，機種が異なると測定値が共有できない，という欠点にも注意が必要です．

よくある誤った使用例
　計測する関節運動の速度設定は，スポーツや動作に適した等速度運動を測定すべきです．しかし，目的とする動作が速いにもかかわらず，遅い等速度運動の筋力を測定している研究が見受けられます．それでは目的とする動作の筋力を評価していることにつながらないので，気をつけましょう．また，最大限の努力で行わない場合や，過度に繰り返し測定すると再現性が乏しくなるので注意しましょう．

 用語解説：**データの正規化**：通常，筋力装置で算出される数値は力学的な力（F）であり，その数値で体重 100kg の人と 40kg の人を単純に比較することは，体重差が大きいため難しくなります．体重と全体的な筋力が相関していることから，体重が重いこと＝筋力があることになるのです．この場合，体重あたりの筋力を算出（N/kg）または関節トルクであれば Nm/kg に変換することで，体重が異なっても筋力の比較が可能となります．これを「データの正規化」といいます．

5 測定機器の適応と限界　何を測定するのか，正確に測定できるのか？

●表面筋電計（EMG）

測定機器の概要

　筋電検査には侵襲的な針またはワイヤー電極を用いた筋電検査と，電極を皮膚の上から貼付して計測する非侵襲的な表面筋電検査の2種類があります．このうち，理学療法士が実施可能なのは表面筋電検査です．

　表面筋電検査は測定する目的別に，活動電位の誘発に電気刺激を用いる誘発筋電検査，動作中の筋線維全体の活動評価ができる動作筋電検査があります．誘発筋電検査は，末梢神経を皮膚上で電気刺激し，誘発された電位を記録し，伝導速度，振幅などを測定することで，末梢神経疾患，脊髄疾患の病態の把握に活用されます．また，末梢神経を刺激して脊髄からの後期応答を捉える波（H波）の検査にも用いられます．脊髄の単シナプス反射から得られるH波の最大振幅（Hmax）と最大M波振幅（Mmax）からHmax/Mmax比を算出することで，運動ニューロンプールの興奮性を評価することができます．

　そのほか，筋電図は筋活動をコントロールするバイオフィードバック治療にも活用されます．さらに，筋波形の周波数解析は，筋線維タイプや運動単位の質的側面を知ることが可能です．筋疲労に伴って徐波化（低周波化）が起こり，張力の低下，振幅の低下が起きます．

適応

　評価したい目的別で異なります．誘発筋電検査は神経伝導速度を評価するため，主に末梢神経障害などで適応となります．動作筋電検査はどの患者の動作でも使用可能です．

利点と欠点，注意点

　筋電検査の利点は，握力や筋力測定器による筋力評価と異なり，個々の筋機能を評価できることです．また，量的のみではなく時間的因子も考慮した評価が可能です．一方で，機器が高価であること，皮膚処理をしないとノイズが大きいこと，一度電極を取り除くと同一筋での比較が困難であることが欠点といえるでしょう．そのほか，等張性で運動速度が異なれば，筋電位値は筋収縮に伴って皮膚上の電極が相対的に筋に対して位置を変化させるため，これらの動的運動の計測に注意が必要です．

　また，最大筋力測定において最大限の筋収縮が得られないことや，動作筋電検査の電極位置や皮膚処理によって生じる変動に注意が必要です．また，一度

141

電極を外すと同じ部位の筋収縮の測定は困難となります．

よくある誤った使用例

筋電波形の処理で正規化をせずに結果を比較しているという誤りが多く見受けられます．何を比較したいのかを，明確にする必要があるでしょう．

データの正規化

検査で得られた生波形(raw data)だけでは，通常は比較ができません．測定ごとに測定条件が異なり，波形振幅の再現性は低いためです．したがって，個人内または個人間で比較を行うためには波形振幅の正規化が必要です．こうした場合，日本で多く採用されているのが最大筋力値(MVC)に対する活動の%MVCです．これは最大筋力に対して，計測した筋活動が何%かを示しています．また，欧米ではRMS*の方法が採用されています．歩行や立ち上がりなどの動作時の筋活動パターンを評価するためには，その動作一連のなかのphaseをあわせて加算平均する方法になります．横軸の時間を，例えば歩行の各歩行周期にそろえるために一周期を100%として，そのサンプリング周波数を定めて正期化します．

引用文献

1) 津山直一, 中村耕三(訳)：新・徒手筋力検査法 原著第9版. 協同医書出版, 2014
2) 伊藤俊一：徒手筋力検査(MMT). 潮見泰藏 PT・OT ビジュアルテキスト リハビリテーション基礎評価学, pp201-226, 羊土社, 2014

（松田雅弘）

RMS：Root mean square．RMSは振幅を二乗した値の平均値の平方根で，どの幅(時間)で平均するのかにより波形のスムーズさ(平滑さ)が変化します．通常，50msecか100msec程度が用いられます．筋の活動性を表しており，被験者内比較，エクササイズの効果の分析，時間的変化の比較によく用いられます．

関節可動域を評価しよう
ゴニオメータ，フレキシブルゴニオメータ，スパイナルマウス

●ゴニオメータ，フレキシブルゴニオメータ

測定機器の概要

　理学療法士が臨床でよく使用するゴニオメータには東大式と神中式の2種類があり，どちらも体表面から体軸を投影して測定します．簡易的に関節角度の計測が可能であり，臨床的に広く汎用されています．通常のゴニオは静止時の関節角度計測にのみ使用されますが，フレキシブルゴニオメータ(図5-2a)を使用すれば，動作時の体幹の可動域や関節を跨いで近位部と遠位部に機器を装着して，動作時の関節の角度変化を計測することが可能です．

適応

　関節可動域制限がある場合に，その原因を明確にするために他動的可動域検査(ROMt)としてゴニオメータにて計測します．動的な関節可動域はゴニオメータでの測定が困難なので，フレキシブルゴニオメータ(バイオメトリクス社)を利用します．

利点と欠点，注意点

　ゴニオメータは安価で携帯性もあり，理学療法士であれば誰でも同一の条件下で測定が可能である点において優れています．一方で，測定には技術力の必要性が指摘されています．1人で計測する場合に再現性が高くない報告もあるため，1人が固定してもう1人が計測する方法が推奨されています．

　フレキシブルゴニオメータは動作時の測定が可能ですが，機器が高価なことや，1軸，2軸，回旋用とセンサによって計測できる面が異なり，3軸での同時計測は困難であることが欠点といえます．

　ゴニオメータでは5°刻みで計測することが推奨されており，それ未満で計測する値の信頼性は低くなります．年齢，性，肢位，個体によっても変動が大

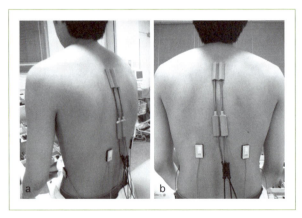

図 5-2　フレキシブルゴニオメータ(バイオメトリクス社)を使用した体幹可動域測定
フレキシブルゴニオメータ貼付
a：1軸式センサ(屈曲・伸展測定用)，b：2軸式センサ(側屈・回旋測定用)

きいので，その点に注意して計測する必要があります．フレキシブルゴニオメータを使用した研究は少ないのですが，使用する場合，正確に計測できる動きか確認してから実施することが推奨されています．

●スパイナルマウス(図 5-3)

測定機器の概要

スパイナルマウス(Index 社)は，立位および座位での脊柱の彎曲角度を被験者背部の体表面から測定できる脊柱形状計測分析器です．比較的容易に脊柱彎曲角度が測定できることから，多くの研究に使用されています．立位での直立，屈曲あるいは伸展時の脊柱の彎曲角度測定については成人男女を対象として，高い信頼性が得られています[1,2]．

適応

どの患者でも適応可能です．特に側彎や円背が進行する疾患または加齢症状の経過に適しています．

利点・欠点

マウスを動かすだけで，簡易的に脊柱の角度を計測できます．X線画像と比較した場合のデータの妥当性は高いことが知られており[3]，測定日内の級内相

5 測定機器の適応と限界　何を測定するのか，正確に測定できるのか？

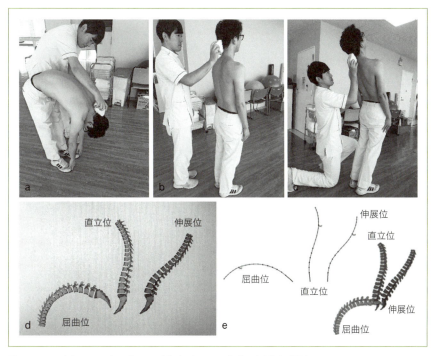

図 5-3　スパイナルマウス（Index 社）を利用した脊柱の測定と結果
a：屈曲位の測定，b：直立位の測定，c：伸展位の測定，d，e：結果

関係数（ICC）は胸椎後彎角，腰椎前彎角，仙骨傾斜角ともに信頼性が高いのも利点です．

欠点としては，高価であること，また静止時のみの計測しかできないことが挙げられます．

よくある誤った使用例

スパイナルマウスでの計測値は脊柱の長さと，椎体鉛直線に対する局所的傾斜をもとに算出されるため，脊柱の長さの測定に誤差が生じると計測される脊柱彎曲角度にも誤差が生じる原因となります．もう1つの誤差の原因は，ランドマークの触診に関係します．ランドマークの触診に必要な棘突起を正しく選択できないことによる誤差は，脊柱の可動性の測定誤差の最も一般的なものです[4]．

文献

1) Mannion AF, et al : A new skin-surface device for measuring the curvature and global and segmental ranges of motion of the spine : reliability of measurements and comparison with data reviewed from the literature. Eur Spine J 13 : 122-136, 2004

2) Post RB, Leferink VJ : Spinal mobility : sagittal range of motion measured with the Spinal-Mouse, a new non-invasive device. Arch Othop Trauma Surg 124 : 187-192, 2004

3) 宝亀　登：スパイナルマウスによる日本人健常成人と背・腰部痛患者の姿勢分析. 杏林医会誌 41：2-12, 2010

4) Mayer RS, et al : Variance in the measurement of sagittal lumbar spine range of motion among examiners, subjects, and instruments. Spine (Phila Pa 1976) 20 : 1489-1493. 1995

(松田雅弘)

呼吸機能を評価しよう
トレッドミル，自転車エルゴメータ，呼気ガス分析装置，スパイロメータなど

●心肺運動負荷試験（cardiopulmonary exercise testing：CPX）：トレッドミル，自転車エルゴメータ，呼気ガス分析装置

負荷試験および測定機器の概要[1, 2]

　運動負荷試験は主に呼気ガス分析装置を利用して酸素摂取量（$\dot{V}O_2$）などを測定して，運動耐容能の評価に用いるものです（図5-4）．運動負荷試験にはトレッドミルや自転車エルゴメータ（図5-5）などの定量的に運動や負荷量を規定する機器を用います．トレッドミルは，歩行速度（km/h）や傾斜（%）を変化させて負荷量を決定します．自転車エルゴメータは，ペダルにかかる負荷［Watts：トルク×回転数（rpm）］を変化させて負荷量を決定します．そのときに，表5-1のように運動負荷試験の種類を決めて，運動の負荷モードの種類を設定し，測定する被験者の予測される最大運動能力よりも低いレベルから開始します．

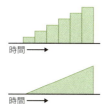

多段階負荷試験：階段状に負荷を増加させる方法

ランプ負荷試験：負荷を直線的に漸増させる方法．CPXの測定における最大酸素摂取量（$\dot{V}O_2max$），嫌気性代謝閾値（AT）測定に最も適した方法である．

一段階負荷試験（step 負荷法）：一定の負荷量を継続する方法

図5-4　CPXの負荷モードの種類

表 5-1　運動負荷試験の種類と負荷モードの種類

試験名	特徴
最大負荷試験	負荷量を増大しても $\dot{V}O_2$ や HR が上昇しないレベルか，自覚的に極度の疲労のため運動継続が困難(all out)に達するまで行う方法．最大酸素摂取量($\dot{V}O_2max$)の測定に用いる．
症候性最大負荷試験	疾患を有しており，その疾患の症状が出現する最大まで負荷をかける方法(symptom limited)．中止直前に得られた酸素摂取量を最高酸素摂取量(peak $\dot{V}O_2$)とよぶ．
最大下負荷試験	事前に設定した最大下の生体反応まで負荷する方法．予測最大心拍数(220－年齢)の割合や，カルボーネンの式から至適運動強度の目標心拍数まで達したら試験を終了する．

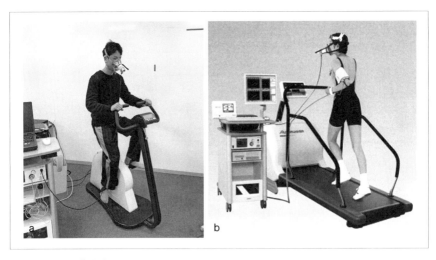

図 5-5　運動負荷試験
a：自転車エルゴメータを利用した運動負荷試験(ミナト医科学株式会社)
b：トレッドミルを利用した運動負荷試験(ミナト医科学株式会社)

　呼気ガス分析装置は流量計，酸素濃度計，二酸化炭素濃度計から測定された値から，$\dot{V}O_2$，二酸化炭素排出量($\dot{V}CO_2$)，分時換気量($\dot{V}_E$)などの基本的パラメータを計算し，さらに心拍数(HR)や血圧(BP)の測定を行うものです．その結果より，運動強度を決定する嫌気代謝閾値(AT)や，$\dot{V}O_2$ より代謝当量の METs を求めます．1METs は 3.5 mL/kg/min で，運動負荷試験で計測された $\dot{V}O_2$ を 3.5 で除して METs を計算することで，体重 1 kg あたり 1 分間にどれだ

5 測定機器の適応と限界　何を測定するのか，正確に測定できるのか？

表 5-2　運動負荷試験の禁忌事項

絶対的禁忌	時に禁忌となる場合*
・慢性呼吸器疾患の急性増悪時 ・気管支喘息の急性発作時 ・安静時における高度の呼吸困難 ・重篤な虚血性心疾患，発症近時の心筋梗塞，最近の安静時心電図で急性の変化が示唆される場合 ・不安定狭心症 ・不安定な未治療の不整脈 ・重篤な大動脈弁狭窄症 ・未治療の心不全 ・急性肺血栓塞栓症 ・急性心筋炎，心膜炎 ・解離性大動脈瘤 ・発熱などの急性感染症 ・患者の協力が得られないとき	・中等度の心臓弁膜症 ・電解質異常 　（例えば，低カリウム血症，低マグネシウム血症など） ・高度の貧血 ・不安定な高血圧症 ・頻脈または徐脈性不整脈 ・肥大型心筋症およびその他流出路系閉鎖症候 ・運動負荷によって再発する可能性のある神経-筋障害，筋-骨格系障害および関節リウマチ ・高度の房室ブロック ・心室性動脈瘤 ・未治療の代謝性疾患（例えば，糖尿病，甲状腺クリーゼ，粘液水腫） ・全身性の慢性感染症

*時に禁忌となる場合とは，運動負荷によって得られる利益が運動で生じる危険性を上回る可能性のある場合である．その場合，特に安静時に無症状の例では注意しつつ，低いレベルにエンドポイントを設定して運動負荷試験を行う．

[日本呼吸ケア・リハビリテーション学会，日本呼吸器学会，日本リハビリテーション医学会，日本理学療法士学会（編）：呼吸リハビリテーションマニュアル—運動療法—第 2 版．pp31，照林社，2012 より引用]

けの酸素を摂取できるのかを評価します．最高酸素摂取量（peak $\dot{V}O_2$）や AT が何 METs か，どのような動作なら心負荷が少なくて済むか，また，どの程度の範囲までの動作にとどめるようにするか，などの指導に使用します．

適応

　禁忌事項（表 5-2）[3]で該当しないすべての方で適応可能です．運動負荷試験は心疾患，呼吸器疾患患者で運動耐容能を把握するだけではなく，マラソン選手の $\dot{V}O_2max$ など全身持久力の体力指標として用いられます．

利点・欠点

　CPX の計測結果から対象者に運動処方ができ，試験から得られた AT をはじめ多くの心肺機能の指標は，その病態生理学的な意義を十分理解し，正確な測定を行うことによって，循環器領域の心機能評価にとどまらず，スポーツ選手の全身持久力，他の多くの慢性疾患患者や一般健常人の日常生活での運動耐容能を明確にできます．

　そのほかの運動負荷テストに言及すると，6 分間歩行試験（6MWT）で得られ

た歩行距離はpeak $\dot{V}O_2$ と相関があり，運動耐容能を反映する指標ともいえますが，peak $\dot{V}O_2$ の決定や運動制限因子を明らかにできないため，運動時の呼吸・循環などの機能の反応を全体的に評価するために使用します．

また，シャトル・ウォーキング試験(SWT)は運動処方まで可能ですが，実施するのに時間を要する欠点があります．その他，マスター2階段負荷テストなどは特別な機器がなくても運動負荷試験は可能ですが，呼気ガス分析を行うことで，より客観的な分析が可能です．

注意点

前述の運動負荷試験の禁忌事項(表5-2)[3]を確認し，かつ注意事項として，温度や湿度など測定室の環境に気をつける，食後(2～3時間以内)は避ける，タバコ，アルコール，カフェインを避ける，服薬は患者の状態や負荷目的により指示する，動きやすい服装を要する点が挙げられます．身体状態や環境の変化が検査値に影響を与えるので注意しましょう．

●肺機能と呼吸機能検査：スパイロメータ (図5-6)

検査および測定機器の概要

肺機能検査は，スパイロメータを利用して肺活量(VC)，努力性肺活量(FVC)，1秒量(FEV_1)，1回換気量(TV)などを測定します．性別，年齢，身長から求めた標準値に対する割合を％VC(対標準肺活量)といいます．最大吸気

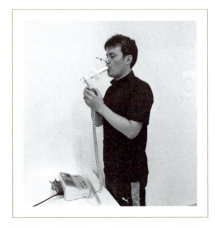

図5-6 スパイロメータを利用した呼吸機能検査(日本光電株式会社)

位からできるだけ速く最大努力呼気をさせて FEV_1 を求め，同様に標準値に対する割合を％FEV_1（対標準1秒量）といいます．気流速度と肺気量の関係を図示したものを，フローボリューム曲線といい，最大呼気流量(PEF)は初期に出現する呼気流量の最大値を表します．

適応

すべての方の肺機能と呼吸機能の評価が可能です．ただし，高齢者と小児で最大努力が困難なことや，空気が漏れないように検査を実施することに注意が必要です．

注意点

スパイロメータでは最大限の努力を要求するため，年齢や理解力によってデータの標準偏差が大きくなることに注意を要します．複数回測定すると，疲労によってデータの信頼性が低下するため，事前の説明や測定時の技術が必要となります．

引用文献

1) 居村茂幸（監）：ビジュアル実践リハ　呼吸・心臓リハビリテーション　カラー写真でわかるリハの根拠と手技のコツ．pp31-35，羊土社，2013

2) 潮見泰藏，下田信明（編）：PT・OT ビジュアルテキスト　リハビリテーション基礎評価学．pp261-273，羊土社，2014

3) 日本呼吸ケア・リハビリテーション学会，日本呼吸器学会，日本リハビリテーション医学会，日本理学療法士学会（編）：呼吸リハビリテーションマニュアル―運動療法第2版．pp25-34，照林社，2012

（松田雅弘）

脳機能を計測しよう
fMRI, fNIRS, TMS, tDCS

●脳機能計測（fMRI, fNIRS）[1]（図5-7）

測定機器の概要

　非侵襲的に脳活動を仮視化でき被験者に被曝もなく，安全に撮像する方法として，機能的 MRI（fMRI），機能的近赤外分光法（fNIRS）があります．

　fMRI とは，BOLD 効果*を用いて，脳循環・代謝状態の変化を画像化する手法です．

　fNIRS は波長 800 nm 前後の近赤外線を投射し，脳，血流の光の吸収度の違いを計測します．近赤外線は頭蓋骨などで吸収されず，血液内の脱酸素化ヘモグロビン（oxyHb/deoxyHb）の濃度の違いを捉えるため，大脳皮質の神経活動に伴う Hb 濃度の変化を検出できます．

適応

　fMRI は，体内に金属が入っている患者，心臓ペースメーカが入っている患者，妊婦以外，計測可能です．fNIRS は明確な禁忌はなく，すべての方が適応となります．

利点と欠点，注意点

　fMRI は空間分解能（どれだけ微細な部位まで測定できるか）に優れ，かつ脳深部まで計測が可能です．ただし，時間分解能は低く，全脳計測に数秒必要で，fNIRS よりも課題の反応性が低いため，課題の設定に注意が必要です．また，MRI は磁気を利用しているため，検査室に金属を持ち込めないことと，

  BOLD 効果：血液中には反磁性体のオキシヘモグロビン（oxyHb）と常磁性体のデオキシヘモグロビン（deoxyHb）が存在し，脳活動による oxyHb 濃度が急激に増加したときの磁性率を測定します．OxyHb で磁場に影響を与えませんが，常磁性体の deoxyHb は磁場を歪め MRI 信号を弱めます．つまり，神経活動によって MR 信号の増加が起きるという原理になります．

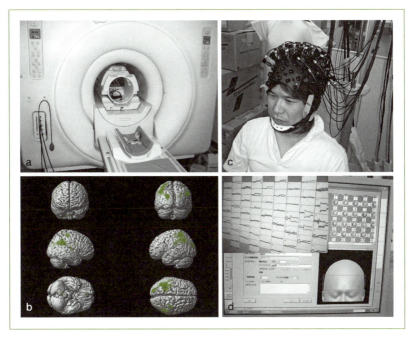

図 5-7 脳機能検査(fMRI, fNIRS)
a：MRI 装置，b：両手運動時の脳活動，色の付いた部分は，画面上では有意に活動が増大している場合赤色で，活動が抑制されている場合は青色で表示される．
c：NIRS 装着，d：計測時の画面

MRI 装置内は狭いため動けるスペースがなく，測定環境が制限される点が欠点といえるでしょう．

fNIRS の利点はほかの機器と比較して身体的拘束が少なく，歩行など全身運動時の脳活動の計測が可能である点です．時間分解能は数十〜数百万 ms と優れていますが，一方で，空間分解能について数 cm 程度と，やや粗い画像分析となります．また，fNIRS での脳活動は絶対値の活動ではなく，相対値なので課題の設定に注意を必要とします．

各測定機器の測定可能な特性を理解したうえで，どの計測機器が求めたい脳活動を反映しているかを把握しておかなければいけません．課題のデザインも重要で，研究したい脳活動が反映されるデザイン，例えばブロックデザイン*，事象関連デザイン*なのかを判断する必要があります．

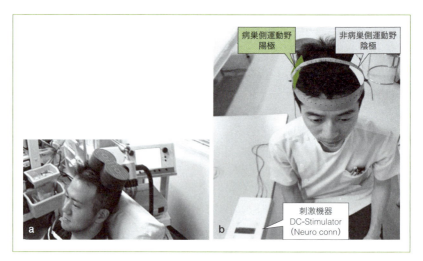

図 5-8 脳機能検査,脳刺激法
a：TMS,一次運動野への刺激,b：tDCS,左片麻痺患者への一次運動野への刺激例
[万治淳史：脳機能回復とトップダウンアプローチ．PT ジャーナル 49：795-802 より転載]

データの正規化

解析には専用のソフトを利用します．無料のソフト［SPM（Statistical Parametric Mapping）など］があるので，活用するとよいでしょう．また，対象者で各個人の脳の大きさが異なるため，集団で解析する場合に正規化する必要があります．一般的な脳のタライラッハ座標または MNI（Montreal Neurological Institute）に統計処理を加えた活動を重ね合わせることで，集団解析が可能となります．

●脳刺激による身体計測（TMS, tDCS）(図 5-8)

測定機器の概要

脳機能の解明，中枢神経系の障害の評価のみならず，神経疾患の治療で活用される非侵襲法の経頭蓋磁気刺激（TMS）は，頭皮の表面に置いたコイルから

 ブロックデザイン：脳を賦活させるための刺激を与えているタスクブロックと刺激を与えていないレストブロックを各一定時間設けて，何度か繰り返して実験を行うモデルです．複数のタスクの場合はレスト→タスク 1→レスト→タスク 2→レストと繰り返し，タスクとレストを比較します．
事象関連デザイン：レストからランダムにタスクを実行するモデルです．ランダムな課題施行が可能となり，課題を覚えてしまう学習を避けることができます．

強力な磁場を瞬間的に発生させ，脳を刺激するものです．コイルから発生した磁場は，電磁誘導により生体内に渦電流を誘導し，神経の細胞膜に脱分極を生じさせます．中枢神経系の障害の評価には単発または2連発刺激，治療には反復経頭蓋磁気刺激装置(rTMS)を使用します．

経頭蓋直流電気刺激(tDCS)は脳に微弱な直流電流を流し大脳の興奮性を調整することで脳の可塑的変化を誘発します．

適応

重篤な副作用である痙攣発作に注意が必要なため，痙攣誘発の可能性がある被験者を除外する必要があります．またMRI検査と同様，体に金属が入っている患者，心臓ペースメーカが入っている患者，妊婦のほか，小児，失神を繰り返す傾向がある患者，脳神経外科処置を受けたことのある患者などに対しては禁忌，または注意が必要です[2]．

tDCSの安全性にはいまだ国際的に確立したガイドラインや安全基準がありませんが，20mA以下の電流で20分またはそれより短い時間の刺激では，重篤な問題は生じていません．日本臨床神経生理学会の意見に則って，おおむね3mA以内で30分以下の刺激であれば，ほぼ問題ないと現時点では考えてよいでしょう[3]．

利点と欠点

TMSは時間および空間分解能が高く，目標とする大脳部位を高い精度で刺激できる利点があるものの，機器が高額であり，痙攣発作を誘発する可能性や，刺激時のコイルの固定などの問題があります．tDCSは簡易に脳刺激を行えますが，TMSのように刺激部位を同定することが困難で，かつ刺激するパッドの大きさによっても異なり広範囲に刺激が入力されます．そのため，刺激する部位は電流の流れも考慮して設置する必要があります．

引用文献

1) 村上仁之：fMRI. 黒川幸雄，他(編)：〈理学療法MOOK〉16　脳科学と理学療法. 三輪書店，2009

2) 松本英之，他：磁気刺激法の安全性に関するガイドライン. 臨神生39：34-45，2011

3) 臨床神経生理学会脳刺激法に関する委員会：経頭蓋直流電気刺激(transcranial direct current stimulation, tDCS)の安全性について. 臨神生39：59-60，2011

(松田雅弘)

バランス機能を測定しよう
静的・動的重心計

●静的なバランスの測定

概要

　重心動揺計による重心動揺の測定は，元来めまいや平衡機能障害の診断を目的としています．立位姿勢における身体重心(center of gravity：COG)から投影される足圧中心(center of pressure：COP)の動揺を計測でき，平衡機能の維持に働く各器官(視覚系，前庭系，体性感覚系)と，それらを制御する中枢神経系の機能を把握します．通常，COPはある一定の範囲内で揺らいでおり，重心動揺移動距離(距離因子)，重心動揺面積(面積因子)などを評価をすることで，リハビリテーション，体育・スポーツの幅広い分野でも利用されます．検査は開眼・閉眼で計測した値で，開眼・閉眼の比はロンベルグ率で，視覚の影響の有無を評価できます．

　望月ら[1]は重心動揺計を用いた立位姿勢の安定度評価指標(IPS)である，log［(安定域面積＋重心動揺面積)/重心動揺面積］を開発しました．これは前後左右の最大重心移動での重心動揺を計測する方法で，姿勢の安定性を反映しており，その他のバランス検査やADL能力との関連性の検証で，高い信頼性を得ています(図5-9)．

適応

　計測する時間にもよりますが，30秒間の立位保持が可能なすべての人で適応となります．特に，重心動揺の各年代の正常値は多くのデータをもとに構築され，その基準値と比較するため信頼性の高い検査方法です．また，各疾患の特徴となる重心動揺の波形も明確となっており，平衡機能障害のある患者の必須の検査の1つとなっています．

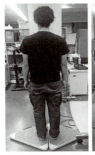
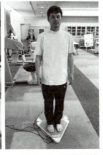

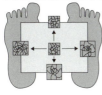

平均重心動揺面積：
⇒(中央＋前方＋後方＋右方＋左方)/5
(各位置での15秒間の矩形動揺面積の平均値)
与えられた姿勢(支持基底面)での平均的な動揺の程度を示す指標

安定性限界面積：
⇒前後方向と左右方向の重心移動距離の積
与えられた姿勢(支持基底面)で，重心を移動できる範囲を示す指標

姿勢安定度評価指標
Index of postural stability $= \log \dfrac{\text{平均重心動揺面積} + \text{安定性限界面積}}{\text{平均重心動揺面積}}$

重心の揺らぎに対して，どの程度余裕があるかを示す．IPSが大きいほど重心が安定性限界から逸脱せず，長い時間姿勢を保てる(安定性がある)と考えられる

図5-9 重心動揺検査とIPS
[望月　久，峯島孝雄：重心動揺計を用いた姿勢安定度評価指標の信頼性および妥当性．理学療法学 27：202，2000より引用・改変]

利点と欠点，注意点

　重心動揺計は，今や非常に精度の高い検査機器として認知されています．重心動揺計はJISにも規定されているように，位置の誤差は±1mm以内であり，読み取り値は±0.1mmまでの精度をもった精密機械です[2]．各関節の動きによる重心の変化，各筋緊張の変化でもたらされる重心位置の変化，呼吸や心拍をも重心の変化に影響しています．このように複雑な情報がすべて入っている重心動揺情報をどのように解析するのかが問題となります．また，重心動揺計は高価であるため，一般的に市販されているWii®(任天堂)などを代替的に利用した研究もみられます．

●動的なバランスの測定(図5-10)

概要

　動的バランスの検査で代表的なイクイテスト(NeuroCom)は，被験者の乗る

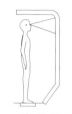 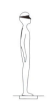 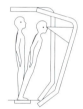

1. Normal（視覚/前庭感覚/体性感覚）
2. 視覚遮断/傾斜なし（前庭感覚/体性感覚）
3. 視覚的奥行き追随/傾斜なし（視覚↓/前庭感覚/体性感覚）

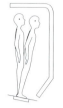 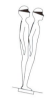 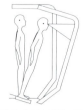

4. 視覚的奥行き追随なし/傾斜（視覚↓/前庭感覚/体性感覚↓）
5. 視覚遮断/傾斜（前庭感覚/体性感覚↓）
3. 視覚的奥行き追随なし/傾斜（視覚↓/前庭感覚/体性感覚）

図 5-10 イクイテストにおける SOT

起立台，その前方にある前景により構成され，そのどちらかまたは両方が動くことで動的な平衡機能を測定します．イクイテストには被験者の視覚，位置覚などの感覚情報を乱す 6 条件が備わっており，各条件 20 秒間の重心動揺の変化を測定する感覚統合機能テスト (SOT) が有名です．そのほか，動作調整機能テスト (MCT) は，外乱条件に対する姿勢の立ち直りの素早さを評価する，床面が前後に水平移動したときの姿勢保持の反応を測定します．イクイテスト以外に，吉田ら[2]は重心動揺計とディスプレイを使用して，Body Tracking Test (BTT) という方法を開発しています．

適応

立位保持が困難な方，支持なしで 2，3 分以上立位保持が困難な方，開眼起立時にバランスを失う方が適応外となります．イクイテストは立位におけるバランス能力を測定するために開発された装置であり，その検査法の SOT は，感覚入力を乱しながら身体の最大動揺を評価するため，バランスの客観的指標となり得ます．

利点・欠点

　機器による動的なバランス評価は，臨床で行われる徒手的な外乱を加える方法と異なり定量的で，各感覚刺激を統制できることから詳細に動的バランスを評価することが可能です．しかし，市販されている機器は高価であり，かつ転倒予防の装置も備わるため大きいものとなります．

注意点

　算出される検査値が多いため，どの検査値が評価したい項目と一致しているかを検討する必要があります．例えば，総軌跡長は身体動揺の安定性を示す代表的な値であり，単位面積軌跡長は姿勢制御の微細さを示し，主に深部感覚系の姿勢制御を反映しています．

解析方法

　近年は波形の周波数を用いた分析のパワースペクトラムの解析などもみられます．動的な姿勢制御の解析では，姿勢の安定性を評価する指標として動揺の平均速度(mean velocity)と/RMSの計測を奨励しています．周波数解析では高周波成分(バランス維持のために修正トルクを高頻度で発生)，筋や関節のスティフネスが高いとき，恐怖感が強いことなどを評価できます．再帰定量化解析*では，時系列の複雑さを評価でき，パーキンソン病患者などは柔軟性に乏しい(再帰率が高い)特徴があります．

文献

1) 望月　久，峯島孝雄：重心動揺計を用いた姿勢安定度評価指標の信頼性および妥当性．理学療法学 27：199-203，2000
2) 山本昌彦：体平衡機能評価としての重心動揺研究．日耳鼻 116：619-627，2013
3) 吉田友英：重心動揺計を使った動的体平衡機能検査への応用．Equilibrium Res 75：147-153，2016

（松田雅弘）

 再帰定量化解析(recurrent quantification analysis：RQA)：心拍変動，筋活動，周期動作軌跡，重心動揺などの時系列信号の再帰状態を検討するための方法です．再帰とはシステムにおける確率的なノイズであり，再帰状態が高い(再帰率が高い)ほど，確率的なノイズが低いことを示します．この解析によって時系列や位相差から推定できない高次の状態空間内における協調関係が定量化できるなどの利点があります．

動作・運動分析を行おう
2次元・3次元動作解析装置

● 2 次元動作解析装置 (図 5-11)

測定機器の概要

　デジタルカメラ1台を三脚で固定し，分析した平面から撮影した画像を事後処理する方法が一般的です．デジタルカメラの撮像される動画の周波数や，解析ソフトの解析のサンプリング周波数を考慮して撮像するとよいでしょう．分析できる面は限られますが，簡易に撮像・分析でき，臨床的に活用しやすい方法です．

適応

　一平面上の動きで比較的動作が速くなく，複雑でない動作の解析が適します．リハビリテーションの現場では，立ち座り動作，歩行は矢状面上からの撮影で，屈曲・伸展の解析は可能です．Diff のマーカセット（最も簡易的なマーカセット）を用いた研究が多くあります．

利点と欠点，注意点

　利点は，特別なキャリブレーションを必要とせず，撮影・分析が可能な点です．また，一平面上の解析のため，デジタルカメラ1台で撮像したデータで解析可能です．ただし，3次元動作解析装置と比較すると取得するサンプリング周波数が少なく（一般的にデジタルカメラで30Hz 程度），素早い動作の解析には不向きです．また，スポーツなどの3次元の動きが多い動作の解析は困難です．

　また，カメラの機種や三脚の位置・角度，ズーム調整，マーカの貼付箇所などの撮影条件を一定にする必要があります．それ以外に，ビデオカメラを用いた動作分析ではレンズ特有の歪み，カメラ自体やコンピュータに取り込む際のサンプリング周波数がおのずと問題になります．

5 測定機器の適応と限界　何を測定するのか，正確に測定できるのか？

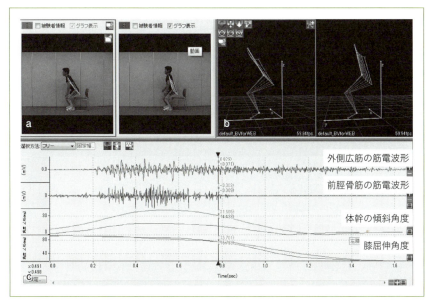

図 5-11　2 次元動作分析と筋電波形
a：デジタルビデオカメラからの動画，b：スティックピクチャー，c：筋電波形
＊膝関節屈伸角度，体幹の傾斜角度の算出
＊KineAnalyzer（キッセイコムテック社）使用
2 次元動作分析は矢状面または前額面にカメラを固定し，研究の目的に合ったマーカセットを設置する．立ち上がり動作は矢状面から撮像することで，各関節屈曲−伸展角度を算出できる．筋電計測と同期することで，関節角度の変化と筋活動を比較することができる．

　無料の画像処理ソフトウェア（Image J）などを利用して解析する場合も，走行や着地動作などの高速な運動を詳細に捉えるには限界があります．カメラに対して直交した動きは正確にデータを収集できますが，動画の端に寄った動きの解析は誤差が生じるので注意しましょう．

●3 次元動作解析装置（図 5-12）

測定機器の概要
　デジタルカメラ 2 台以上から得られた動画を専用のソフトで解析する方法と，複数台の赤外線カメラで撮像して分析する方法があります．近年，反射

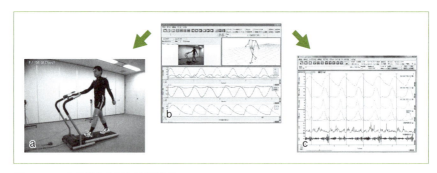

図 5-12　3 次元動作分析と筋電波形
a：デジタルビデオカメラによる映像，b：スティックピクチャー
c：マーカ座標，速度，加速度，関節角度，角速度，角加速度を表示する．
＊歩行動作の分析，各関節角度と筋活動の計測
＊KineAnalyzer(キッセイコムテック社)使用
3 次元動作分析は 2 台以上のカメラを固定し，研究の目的に合ったマーカセットを設置する．歩行動作を撮像することで，矢状面(屈曲−伸展)，前額面(外転−内転)，水平面(外旋−内旋)の角度を算出できる．また，筋電計測と同期することで，関節角度の変化と筋活動を比較することができる．

マーカを使用しないで計測する方法や，Kinect(Microsoft)で簡易的に撮像する方法などが開発されています．

　表面マーカ式動作解析装置は，Vicon(CRESCENT)，Mac3D(nac Image Technology)，ELITE(DCG Systems)など複数の機種があります．体表に反射マーカを貼ることで計測可能であるため，被験者に対する侵襲は少ないです．赤外線カメラは焦点距離が長く(通常 10 m)，複数のカメラを使用することでかなり広い計測空間(working space)を確保できるため，自然な運動を計測することが可能です．さらに，床反力計や筋電計を同期して用いることができるため，関節にかかる力学負荷や関節周囲筋の筋活動を同時に評価できるなど拡張性も高いのが特長です．

適応
　すべての動作の解析が可能です．カメラの台数や性能により動作速度や複雑さが異なります．また，マーカの貼付方法でも計測できる動作が異なります．近年は撮像方法やマーカセットの工夫により，複数人同時計測が可能となり，介助動作の研究やダンスの研究など 2 名以上の動きを解析することが可能となっています．

また，さまざまなオプションソフトがあり，例えばボディビルダ（VICON社）は体表面に対する関節中心を求めるソフトで，研究者がセグメントを定め任意の動きから関節モーメント・パワーを計算できます．

欠点

カメラ1台が数百万円するなどシステムが高価であることが欠点です．また，動作とともに皮膚は動くため，立位姿勢で貼付したマーカによる誤差（skin motion error）を考慮しなくてはなりません．マーカの誤差はポイントクラスター法などの開発により，一つひとつのマーカの動きによる誤差を軽減できるようになりました．

よくある誤った使用例 [1,2]

膝関節の内外反，内外旋など微細な動きを分析する際に，Plug-in Gait などのマーカセットでの撮像・分析がよく利用されていますが，十分な精度はないので，ポイントクラスター法を活用しましょう．

●データの正規化

どの計測でも同じですが，1回の計測では再現性が高い波形やデータが得られません．そこで反復測定した複数のデータを加算平均し表示します．同じ動作であっても動作にかかる時間は施行ごとに多少異なるため，時間軸を正規化する作業が必要となります．また，動作分析と床反力，筋電図解析など複数の機器を用いた計測を実施する際は，筋電図は取得するサンプリング周波数は1,000 Hz で動作分析装置は 200 Hz など異なります．そのため，データをそろえて分析するときに最も少ないサンプリング周波数の倍数（200 Hz の5倍は1,000 Hz）だとデータ処理がしやすくなります．しかし，取得するサンプリング数が少ないと速い動作の分析には不向きとなります．どのような動作や動きの分析が必要か，特に複数データを取得する際は最も低いサンプリングで取得する機器やデータに依存する傾向がある点に注意が必要です．

引用文献

1) 名倉武雄, 桐山善守：Point Cluster 法による膝関節運動解析. 関節外科 27：1214-1218, 2008
2) Ishii H, et al：Knee kinematics and kinetics during shuttle run cutting：comparison of the assessments performed with and without the point cluster technique. J Biomech 44：1999-2003, 2011

(松田雅弘)

6

統計学に気をつけて
シンプルイズベスト

　さあ，研究デザインにしたがって収集
したデータを，いよいよ統計手法を用い
て解析します．本章では，データを適切
に把握・要約し，それぞれのデザインに
見合った統計解析を選択して解釈する工
程を，理学療法場面での具体例とともに
解説します．

①まずはじめに尺度と PECO を考えよう

統計手法の選択

「独立変数」と「従属変数」の尺度によって統計手法を選ぶ

　「脳卒中の患者さんに理学療法を行うと歩けるようになるのか？」という研究を行いたいと考えた場合には，「理学療法の実施の有無」が「歩くことの可否」に影響を与えたかどうかを調べることになります．この場合を例にすると，「理学療法の実施の有無」のように原因や結果に与える因子のことを，統計では独立変数(あるいは説明変数)とよび，「歩くことの可否」のように結果や影響を受ける因子のことを従属変数(あるいは被説明変数，目的変数)とよびます．そして，この独立変数と従属変数の尺度によって，選ぶことができる基本的な統計手法が異なります(表6-1)．

　尺度については 6-② で詳しく記載しますが，この例の場合であれば「理学療法の実施の有無」という独立変数は名義尺度，「歩くことの可否」という従属変数も名義尺度となるため分割表の検定を用いればよいことがわかります．

表6-1　変数の尺度と統計手法の選択

		独立変数		
		名義	順序	間隔・比率
従属変数	名義	分割表の検定 (χ^2 検定)	単調回帰	判断分析 ロジスティック回帰
	順序	ノンパラメトリック検定 順序回帰	順位相関 順序回帰	順序回帰
	間隔・比率	t 検定 分散分析		相関 回帰

166

表6-2 PECO

Patient：どのような患者に（脳卒中の患者さん）
Exposure：何をすると（理学療法を行うと）
Comparison：何と比べて（理学療法を行わなかった場合に比べて）
Outcome：どうなるのか（歩けるようになるのか）

E=独立変数，O=従属変数として考えよう

臨床研究をしてみようと考えたときは，証明したい仮説をPECOで考えてみましょう．PECOとは，表6-2のように「Patient」，「Exposure」，「Comparison」，「Outcome」の頭文字をとった言葉で，根拠に基づく医療（EBM）*を実践するための最初のステップといわれる「疑問の定式化*」で使用されるプロセスです．なお，Exposure（曝露）をIntervention（介入）に変えてPICOとよぶこともあります（PI/ECOについては，2-①もご参照ください）．そして，このようにPECOで表すことができるEBMの実践に役立つ研究であればほぼすべての研究で，「Exposure」が独立変数となり，「Outcome」が従属変数となるので，表6-1に当てはめて統計手法を選択できます．

統計手法の落とし穴

表6-1の説明で，「統計手法はこの独立変数と従属変数の尺度によって，選ぶことができる基本的な統計手法が異なる」と書きました．ここではあえて「選ぶことができる統計手法」としたのであり，「使用すべき統計手法」とした

用語解説　**根拠に基づく医療**：科学的に解明された知識（根拠）を用いた医療を行うことです．言い換えれば，医療者の経験から得た曖昧な知識や権威者の推奨に頼るのではなく，科学的な検証を行ってよりよい医療を行いましょう，ということです．
疑問の定式化：EBMを実践するためには，①目の前の患者についての問題の定式化，②定式化した問題を解決する情報の検索，③検索して得られた情報の批判的吟味，④批判的吟味した情報の患者への適用，⑤上記①〜④の評価，という5つの手順を踏むとよいといわれ，疑問の定式化はその最初のステップになります．具体的には本文中にあるとおりPECOの形式で問題点を整理することをいいます．

表6-3 統計手法の選択の手順

①証明したい仮説をしっかりとPECOでまとめる
②独立変数と従属変数の尺度から使用できる統計手法を探す
③本書で該当する統計手法の項を読み，さらに細かな条件を当てはめて使用する統計手法を決定する

のではないことに注意が必要です．

　尺度は，名義尺度⇒順序尺度⇒間隔・比率尺度の順に情報量が多くなっていきます．逆にいうと間隔尺度は順序尺度に変換することができますし，順序尺度は名義尺度に変換することができます（詳細は**6-②**をご参照ください）．そのため，独立変数が間隔・比率尺度，従属変数が間隔・比率尺度の場合には**表6-1**に示すすべての統計手法を使用することができるのです．

　また，統計手法を選択する際には，①データが正規分布しているか，②データの分散が等しいか，③データ数は十分か，④独立変数は複数か，などといった点に注意することも大切です．しかし，これらは副次的な問題であり（詳しくは6章の各項で解説します），まず最初に大切にすべき点は証明したい仮説をしっかりとPECOでまとめることです．ここがクリアできれば，**表6-1**で使用できる統計手法を調べて，あとは次項以降で該当する項を読んでいけば適切な統計手法を選択できるはずです（**表6-3**）．

(高倉保幸)

＊＊＊

6 統計学に気をつけて　シンプルイズベスト

②収集したデータをどのように要約・表現する？

尺度と記述統計

データの要約＝記述統計

　収集したデータを整理して解析や比較などを行うためには，データの全体像を適切に把握し，表す（要約する）必要があります．これを記述統計とよびます．記述統計で適切にデータの特徴や傾向を表すためには，尺度や特性値（代表値や散布度）を理解しておくことが重要です．

●データの尺度

　尺度とは，一定の基準を用いたデータの分類であり，一般的に以下の4種類に分類されます．

名義尺度

　性別（男性・女性），治療法（治療A・治療B・治療C）などは名義尺度（nominal scale）に分類されます．名義尺度のデータは，同一性（ほかのものから対立区分されていること）に意味をもち，大小や優劣，順位といった意味をもたないことから，合計や平均で表すことはありません．

順序尺度

　麻痺の重症度（重症・中等症・軽症），主観的運動強度（きつい・ややきつい・やや楽である・楽である）などは順序尺度（ordinal scale）に分類されます．順序尺度で使用するデータは，同一性に加え，順序性（一定の順位を決めて区分されていること）に意味をもち，大小や優劣，順位に意味をもつが，数値間の間隔や比率に意味をもたないことから，「重症と中等症」の「差」と「中等症と軽症」の「差」が同じ大きさではありません．また，名義尺度と同様に＋，－，×，÷の四則演算（加減乗除）を用いることができません．

169

間隔尺度

関節角度($-10°・0°・10°・20°$),年齢(15歳・20歳・40歳・65歳)などは間隔尺度(interval scale)に分類されます.間隔尺度で使用するデータは,同一性,順序性に加え加法性(一定の間隔を決めて区分されていること)に意味をもちます.数値間の間隔(距離)が等間隔であることから,+,−(加減)の演算を用いることができます.

比率尺度(比尺度)

身長(150.0 cm・157.5 cm・172.5 cm),10 m 歩行時間(5.10秒・7.65秒・10.20秒・12.75秒)などは比率尺度(ratio scale)に分類されます.比率尺度で使用するデータは,同一性,順序性,加法性に加え等比性(絶対原点からの等間隔に区分されていること)に意味をもちます.原点「0」に意味をもち,+,−,×,÷の四則演算(加減乗除)のすべてを用いることができます.

●特性値(基本統計量)

データがもっている情報を縮約し,データ分布の特徴を示す数値を特性値といいます.特性値には,データの中心を表す「代表値」,データのばらつきを表す「散布度」の2つがあります.

平均値(mean)

データの総和をデータの個数で割った値であり,間隔・比率尺度のデータの中心を表す値です.比較的意味を捉えやすく,計算も容易です.

例えば,[10, 10, 20, 30, 30, 30, 50, 70, 100]という9個のデータの平均値を求めるためには,以下のような式になります.

(データの総和)÷(データの個数)

$= (10+10+20+30+30+30+50+70+100)÷9 = 350÷9 = 38.888\cdots$

中央値(median)

データを大きさの順に並べ,ちょうど中央に位置する値であり,50パーセンタイル値や中位数ともよばれます.順序尺度のデータの中心を表す値です.

前述と同じ9個のデータの例[10, 10, 20, 30, 30, 30, 50, 70, 100]では,中央に位置する5番目の"30"が中央値となります.データの個数が偶数の場合,中央の2つの値の平均値を中央値とします.

最頻値(mode)

最も度数の大きい値であり,名義尺度のような質的データの中心を表す値で

す．量的(連続型)データのような同じ数値をとることが少ない場合で用いることはあまりありません．

前述と同じデータの例［10, 10, 20, 30, 30, 30, 50, 70, 100］では，同じ値が最も多い(3つある)"30"が最頻値となります．

標準偏差(standard deviation：SD)

データのばらつきを表す基本的な値です．標準偏差は分散の正の平方根を用い，平均値に対応したばらつきの指標として使用します．前述と同じデータの例［10, 10, 20, 30, 30, 30, 50, 70, 100］では，平均が38.89，標準偏差は小数点以下第2位を四捨五入して29.77となります．医学論文における標記では，平均値±標準偏差(mean±SD)とすることが多く，この例では"38.89±29.77"となります．

四分位範囲(inter quartile range：IQR，四分位数)

中央値に対応したバラツキの指標として使用します．データを大きさ順に並べたときの1/4番目のデータを第1四分位数(25パーセンタイル値)，2/4番目のデータを第2四分位数(50パーセンタイル値)，3/4番目のデータを第3四分位数(75パーセンタイル値)とよび，第2四分位数は中央値となります．データの個数が偶数である場合，四分位数は各々の平均をとります．標記例は中央値(第1四分位数−第3四分位数)とすることが多く，この例では，"30(20−50)"となります．

尺度に応じて統計処理を変える

4つの尺度の違いは，その数値がもつ情報量(意味)になります．情報量は，名義尺度＜順序尺度＜間隔尺度＜比率尺度の順に多くなり，大は小を兼ねることもできます(例えば，比率・間隔尺度のデータを順序尺度や名義尺度に変換して使用する)．また，名義尺度と順序尺度を質的(定性的，離散型)データ，間隔尺度と比率尺度を量的(定量的，連続型)データとして扱うこともあります．

これらの注意点を踏まえた統計処理との組み合わせとして，名義尺度では最頻値，クロス集計，χ^2検定など，順序尺度では中央値，四分位範囲，順位相関係数など，比率・間隔尺度では平均値，標準偏差，ピアソンの積率相関係数，分散分析などが挙げられます．

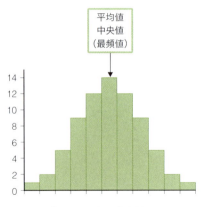 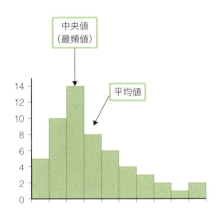

図6-1 データの分布と代表値
左のデータは正規分布に従い，平均値，中央値（最頻値）が一致している．
右のデータは正規分布に従わず，平均値と中央値（最頻値）は一致しない．

Case 尺度を変えて統計手法を変える

6-①の「脳卒中患者さんに理学療法を行うと歩けるようになるのか？」を例に考えた場合，「理学療法実施の有無」，「歩行の可否」は名義尺度となります．しかし，独立変数を「理学療法の量（歩行練習の時間）」と定義すれば比率尺度，従属変数を「歩行の自立度（または歩行速度）」と定義すれば順序尺度（または比率尺度）となり，分散分析や相関係数などの統計手法を選択することもできます．

いつも中央値を使えばよい？

では，平均値と中央値のどちらを使えばよいのでしょうか．
　一般的には，正規分布に従うデータのときは「平均値」，正規分布に従わないデータのときは「中央値」を代表値として使用します．また，理論的にデータが正規分布に従う場合は平均値と中央値が一致することが知られています

6 統計学に気をつけて　シンプルイズベスト

（図6-1）．つまり正規分布に従うデータでは平均値もしくは中央値のどちらも代表値として使用することができます．こう考えると，正規分布の有無にかかわらず，中央値を使用すればよいという考えがわいてきます．しかし，統計的検定や信頼区間*の算出など，平均値は利点が多いので，できるだけ平均値を代表値として使用したほうがよいでしょう．

　また，標準偏差によく似た用語として，標準誤差（standard error：SE）があります．標準誤差は平均を推定するときの変動であり，医学における統計では「推定の標準誤差」を標準誤差，「測定の標準誤差」を「標準偏差」として区別しています．

（國澤洋介）

③本当に2つのグループには差がある？

差の検定

差の検定とは？

　差の検定は，医学研究論文で頻繁にみられる手法です．例えば「変形性膝関節症の群と健常者群では歩行速度に差があるか」や「運動療法の実施前と実施後ではバランス能力に差があるか」など2つの群に差があるかを比較するときに使います．

　比較には，それぞれの群の特性値（代表値や散布度）を用いて比較するので，データの尺度は順序尺度・間隔尺度・比率尺度でないと使えません．名義尺度の場合は後述のχ^2（カイ二乗）検定（p181）を使います．差の検定にはいくつかの手法がありますが，まず標本の数をみて，標本が1つである場合には対応のある検定，標本が2つの場合には対応のない検定に分けられます（図6-2）．3変数や3標本以上については反復測定や分散分析といった手法となります（p186）．本項では1標本と2標本の差の検定について述べます．さらに，対応のある検定と対応のない検定は，独立変数と従属変数の2つの変数が正規分布に従うかどうかでそれぞれ2つに分けられます（図6-3）．正規分布に従う場合にはパラメトリック検定*，従わない場合にはノンパラメトリック検定*とな

パラメトリック検定：パラメトリックとは，母数（パラメータ）によるという意味です．パラメトリック法は統計量が従う分布が明らかなもので，基本的には正規分布に従うデータを扱います．正規分布における特性値は平均値と標準偏差のため，基本的には間隔尺度や比率尺度のデータになりますが，順序尺度でも段階数が多く，平均値を比較することに意味のあるデータについても正規分布に従うデータであればパラメトリック法を選択します．

ノンパラメトリック検定：ノンパラメトリックとは，パラメータによらないという意味です．母集団分布が不明なデータを扱います．正規分布に従うデータでもノンパラメトリック法を使用することは可能ですが，パラメトリック法が有効なデータにノンパラメトリック法を用いると，第Ⅱ種の誤り（後述）を生じる可能性が上昇します．言い換えると，検出力（$1-\beta$）が低下します．

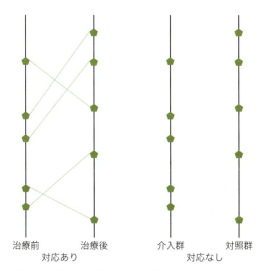

図6-2 対応のあるデータ*と対応のないデータ*のイメージ
同一症例で前後で線をつないで変化をみることが可能であれば対応ありのデータ，不可能であれば対応なしのデータと考えることができる

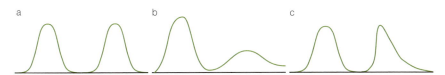

図6-3 対応のないt検定における独立変数と従属変数の分布図からみた統計手法
a：2つの変数は正規分布で等分散であるので2標本t検定を使用できる，b：2つの変数は正規分布であるが等分散ではないのでウェルチの検定を使用できる，c：2つの変数のどちらかが正規分布でない場合にはマン・ホイットニーの検定を使用できる

 対応のあるデータ：「治療前・治療後」，「術前・術後」，「1回目・2回目・3回目」など1つの群に対して時間や条件を変えて2回以上繰り返し測定を行うデータをいいます．
対応のないデータ：独立した2群（以上）のデータともいいますが，「対照群と介入群」，「男性と女性」，「20歳台・30歳台・40歳台」といった異なる個体のデータを選択するときにいいます．

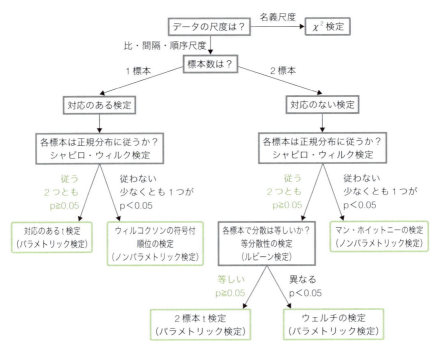

図6-4 検定の選択手順の流れ

ります(図6-4).

　差の検定の手順を説明します．まず，「2つの群の母平均の差は0である(差がない)」という帰無仮説を立てます．その仮説のもとに，今回の標本の特性値が生じる確率を求めます．これを有意確率(p値)といいます．一般的にはp値が5%未満であれば差がないという帰無仮説を棄却して，母集団の平均に有意差があると判定します．

　ただ，統計的には有意さがあると判断されても，統計はあくまでも推測ですので誤りを起こしている可能性があります．この誤りには2種類あり，第Ⅰ種の誤り，第Ⅱ種の誤りとよばれます(表6-4).

　第1種の誤りはタイプⅠエラーやα(アルファ)エラーなどともよばれますが，真の値は差がないのに差があると判定することをいいます．「あわてんぼうのα」とすると覚えやすいでしょう．これは有意水準に該当しますので通常は5%になります．

6 統計学に気をつけて　シンプルイズベスト

表6-4　統計における2つの誤り

		真の値	
		差あり	差なし
判定 （検定）	差あり	正しい $1-\beta$=検出力	第Ⅰ種の誤り α
	差なし	第Ⅱ種の誤り β	正しい $1-\alpha$

　統計学的検定は100%や0%となることはなく，必ず判定誤りが存在する．差の検定では有意差がある・ないという判定の過誤になるが，これは差の検定に限らずあらゆる検定で存在する．

　第2種の誤りはタイプⅡエラーやβ（ベータ）エラーともよばれ，真の値は差があるのに差がないと判定することをいいます．「ぼんやりのβ」と覚えるとよいでしょう．また，差があるときにあると判定する$(1-\beta)$を検出力とよびますが，これは標本と効果量*が大きければ大きくなる性質があります．通常，βは20%以下が望ましいとされています．

●対応のある1標本の差の検定（1標本）

　「治療前・治療後」，「術前・術後」など同一症例群に対して行った2回の観測値を比較する検定法で対応のあるt検定といいます．t検定は，帰無仮説が正しいと仮定した場合にt分布に従うことを利用していることからt検定とよばれます．一方，正規分布に従わないデータではt検定が使えないことからノンパラメトリック法であるウィルコクソンの符号付順位検定を使います．

　このようにパラメトリック法とノンパラメトリック法のどちらを選択するか判断するためには使用する独立変数と従属変数が正規分布に従うかどうかを確認する必要があります．正規性の検定の方法としてヒストグラムを描いて形状を確認する方法も有効ですが，今はシャピロ・ウィルクの検定という精度の高い検定法がありますので，使用できる統計ソフトがあれば使うようにしましょう．

用語解説　**効果量**：信頼区間同様，差の程度を示す指標で，信頼区間が母平均や母分散などを推定する指標であるのに対し，効果量は標本の平均の差を示します．

177

● **対応のない差の検定(2標本)**

「対照群と介入群」,「男性と女性」といったように異なる2つの症例群(標本)の差を比較する検定法です.1標本の対応のある差の検定同様,パラメトリック法とノンパラメトリック法があるので独立変数と従属変数の2つの変数について正規性の検定を行います.さらにパラメトリック法は2つの変数が等分散であれば2標本t検定(t検定あるいはスチューデントのt検定といいます),等分散でなければウェルチの検定を使います.ノンパラメトリック法ではマン・ホイットニーの検定を使います.

差の検定では,標本と変数を明確にして帰無仮説を立てよう

　差の検定では,解析を行う前に比較したい対象者(標本),比較する項目(変数)を明確にすることが重要です.仮説の立て方としては,2つの群(独立変数)で比較する項目(従属変数)に差がないとします(帰無仮説*).有意差がみられたときは「差がある」と判定し,有意な差が認められなかったときは,「差がない」とはいわず,「差があるとはいえない」または「有意差を認めない」と判定します.

用語解説　帰無仮説と対立仮説:理学療法士が行う研究では,「このプログラムはほかのプログラムよりも効果がある」とか「このような患者さんでは,それ以外の患者さんよりも歩ける人が多い」とかいうように,対象となる群が他の群に比較して何らかの差があるという仮説を証明することが一般的です.
　しかし,統計学的には,仮説を証明することは非常に大変で,仮説を否定することの方が容易です.そこで,統計的には自分が証明したい仮説とは逆の仮説(帰無仮説)を立て,その仮説を否定することでその仮説の逆の仮説(対立仮説:本当に自分が証明したい仮説)が正しいことを証明するという手順をとります.帰無仮説とは,無に帰す,つまりは否定されるべき仮説という意味です.「差がある」という仮説を証明するためには「差がない」という帰無仮説を立て,「差がない」ことを否定して「差がある」という対立仮説を証明するということになります.
　最初は,非常に難しく感じるかもしれませんが,統計の勉強をして統計的な考え方が身につけば,対立仮説を証明するよりも帰無仮説を否定したほうが楽であるということがわかってくるはずです.まずは,この考えに慣れるように努力してみてください.

6 統計学に気をつけて　シンプルイズベスト

Ｃａｓｅ 「理学療法前後の筋力に変化がみられたか」を知りたい

　例えば，理学療法前後の筋力を測定して変化がみられたかどうか知りたいときは，治療前後の対象者は同一なので1標本になります．この場合，「理学療法」が独立変数となり，「筋力」は従属変数になります．この変数が前項で述べたとおりMMTだと順序尺度のデータになりますが，正規分布に従う可能性もあります．その際に平均値や分散を比較することに意味があると判断されるのであれば，パラメトリック法を選択します．

　出力結果の提示すべき情報としては，①各標本の平均や中央値，②各標本の標準偏差や四分位範囲，③各標本の大きさ，④有意確率(p)，⑤信頼区間や効果量が挙げられます．統計ソフトによっては出力された結果を表として掲載するものもありますが，記載はどちらか一方にするようにしてください．

グラフを作成して分布の偏りやバラツキを確認しよう

　論文ではグラフの提示は必須ではありませんが，データ処理をする前にヒストグラムやエラーバーグラフ，箱ひげ図を用いて分布の偏りやバラツキを視覚的に確認すべきです．グラフ作成の際には，データの欠損や縦軸のスケールの大きさが異ならないように注意してください．

　なお，グラフや特性値を確認する際は，平均値と中央値の食い違いや標準偏差や四分位範囲からデータのバラツキの程度を確認します．そこで外れ値を検出したときに解析に含めるか除外するかを吟味する必要があります．例えば外れ値に該当するデータが対象となるデータと著しく異なるものであれば除外する必要がありますが，特異的な条件がない場合は標本数を増やすことでデータの分布が異なる分布になることで外れ値に該当しなくなる可能性があります．したがって，解析に含めるか否かいずれにしてもその内容を明記し，特性を考慮して結果を解釈する必要があります．

　また検定結果で有意差がみられたとき，差の検定では差があるかどうかを示

179

しているのにすぎず，差の程度は判断できないことに注意してください．p値は差がないと仮定したときに差がない確率を示しているもので，「差がない可能性が5%より小さいから差がないとは考えにくいため，差があると判断するのが妥当だろう」という考え方から有意差があると結論づけます．有意差があると判断されても，実際の差は小さいものである可能性があるので，臨床的に意味のある差であるかを検討する必要があります．逆に有意な差があるとはいえないときには，標本数が少ない可能性があり（「第II種の誤り」の可能性が大きい）有意な差がみられないか，標本数が十分に大きいときは有意な差があるとはいえないことを強く示すことができます．

(五嶋裕子)

6 統計学に気をつけて　シンプルイズベスト

④ 2 つの変数の関係を表し，全体像を把握するには？

分割表の検定

分割表の検定とは

●分割表

　まずは，分割表について説明します．分割表とは，**表 6-5, 6** のように行（row）と列（column）によって表記されるものであり，クロス集計表ともよばれます．**表 6-6** の例では，喫煙歴があり肺がんに罹患した人が 84 人，喫煙歴がなく肺がんに罹患した人が 62 人，喫煙歴があり肺がんに罹患していない人が 16 人，喫煙歴がなく肺がんに罹患していない人が 38 人ということを記載しています．これは，"喫煙歴"の変数が {あり・なし} の 2 分類，"肺がん罹患"の変数が {あり・なし} の 2 分類の名義尺度で示されています．このように 2 行 2 列の分割表を 2×2 分割表とよびます．ちなみに，**表 6-6** は，2×4 分割表（2 行 4 列）となります．

　一般的に分割表で用いられる尺度は，**表 6-5, 6** に示すような質的データ，つまり名義尺度や順序尺度（段階数があまり多くない）となります．しかし，間隔・比率尺度のデータであっても，一定区間で区切ることにより段階的なデータとして分割表の検定を適用することが可能です．

●分割表の検定

　次に，分割表の検定について説明します．抽出された標本をもとに分割表を作成し，母集団の関連（偏り）を推測することを分割表の検定とよびます．χ^2 検定*（独立性の検定）では，期待度数（予測される数値：期待値ともよぶ）を求め，どこかのセル*の観察度数（観察された数値：実測度数ともよぶ）が期待度数よりも多い（または少ない）ということを検定します．言い換えると，「観察

181

表 6-5　肺がんと喫煙との関係（人数）

		肺がん罹患 あり	肺がん罹患 なし	合計
喫煙歴	あり	84	16	100
	なし	62	38	100
合計		146	54	200

表 6-6　運動日数と転倒との関係（人数）

		運動日数／週 0	1〜2	3〜4	5≦	合計
転倒	あり	34	8	7	1	50
	なし	57	42	33	18	150
合計		91	50	40	19	200

度数と期待度数との間に差はない」という帰無仮説を立て，これを棄却（または採択）する検定です．また，観察度数の偏りに興味がある場合は，χ^2 適合度検定を適用します．

名義尺度・順序尺度のデータが対象となる

先にも述べたように，名義尺度や順序尺度のデータが対象となります．以下の例のように，抽出された標本から母集団における2つの変数の関係を推測する場合に適用します．

　χ^2 検定：Chi-square test または，単に分割表の検定ともよばれます．2×2分割表で示される2つの変数に対する2つの事象が互いに独立しているかどうかを検定する独立性の検定，観察された頻度分布が理論分布と同じかどうかを検定する適合度検定として適用されます．
　セル：cell は「小部屋」，「小区画」を意味する英語であり，表計算ソフトではシート上のマス目（1マス）を表します．

6 統計学に気をつけて　シンプルイズベスト

表 6-7　歩行と理学療法との関係

			歩行		合計
			自立	非自立	
理学療法	実施	人数 （期待度数） （調整済み残差）	22 (18.6) (2.0)	9 (12.4) (−2.0)	31
	未実施	人数 （期待度数） （調整済み残差）	8 (11.4) (−2.0)	11 (7.6) (2.0)	19
	合計		30	20	50

Ｃ a s e　脳卒中患者さんに理学療法を行うと歩けるようになるのか？

　脳卒中患者さん 40 例を対象に，歩行と理学療法の 2 変数の関係を調べるために調査をしました．歩行の変数が〔自立・非自立〕の 2 分類，理学療法の変数が〔実施・未実施〕の 2 分類として，χ^2 検定（独立性の検定）を適用した結果は**表 6-7** のとおりとなりました．また，有意確率（p 値）は p＜0.05 であり 2 変数には有意な関係があることが示されました．つまり，どこかのセルの人数（観察度数）が期待度数よりも多い（または少ない）ことがわかります．どこのセルの人数が多いか（または少ないか）については"調整済み残差"をみて判断します．調整済み残差が"＋1.96 以上"で他よりも人数が多い（−1.96 以下で他よりも人数が少ない）ところと判断をします．**表 6-7** における 2×2 分割表の調整済み残差をみると，理学療法実施例の歩行自立が 2.0，理学療法未実施例の歩行非自立が 2.0 と有意に人数が多いことが確認できます．

分割表の検定における注意点

　χ^2 独立性の検定（適合度検定）が適用できない場合に，フィッシャーの直接確率法を適用することがあります．これは，期待度数が 5 未満（人数が少ない）のセルが全体のセル（2×2 分割表であれば全部で 4 つのセル）の 20％以上ある場合（4 セルのなかで 1 セルでも期待度数が 5 未満の場合は 25％となります）に

183

表 6-8　手術による痛みの改善（人数）

		手術後		合計
		痛みあり	痛みなし	
手術前	痛みあり	16	47	63
	痛みなし	3	11	14
合計		19	58	77

は，χ^2 検定を用いることはできないという決まりがあるからです．多くの統計ソフトでは，両者の検定結果が同時に出力されます．場合によっては検定結果（有意性）が異なることもあるので，期待度数が 5 未満のセルがないか必ず確認し，適切な統計手法を選択してください．

　分割表の検定による変数間の関連の強さは"連関係数"という指標を用いて判断します．調整済み残差が大きいほど（または小さいほど）変数間の関連が強いと勘違いしやすいので注意が必要です．連関係数は，間隔・比率尺度における変数間の関連の強さを示す"相関係数"に相当します．相関係数と同様に，－1〜1 の範囲をとり，｜0.2｜未満では連関はほとんどない，｜0.2｜以上でやや連関がある，｜0.4｜以上で強い連関がある，｜0.7｜以上でかなり強い連関がある，と判断します．なお，適用する連関係数は，2×2 分割表ではファイ（φ）係数，それ以外の行列ではクラメールの V 係数となります．

　対応のあるデータ（同じ対象について条件を変える，または経時的な変化のデータ）の分割表の検定には χ^2 検定は適用できません．例えば，同じ対象について手術前と手術後の変化の関連について知りたい場合などは，マクネマー検定が適用となります（表 6-8）．これは，手術前に比べ手術後でどのくらい痛みに改善があったかどうかを問題にしているからです．

Ⓐ DVANCE　リスク比・オッズ比（表 6-9）

　関連性の指標であるリスク比（risk ratio），オッズ比（odds ratio）について説明します．どちらも，分割表をもとにした危険率を表す指標ですが，研究デザインにより適用する指標が異なるため，注意が必要です．リスク比は"相対的危険度（relative risk）"ともよばれ，コホート研究における前向き研究で用

6 統計学に気をつけて　シンプルイズベスト

表6-9　リスク比・オッズ比

		疾患		合計
		あり	なし	
曝露	あり	a	b	a+b
	なし	c	d	c+d
合計		a+c	b+d	a+b+c+d

リスク比：$\dfrac{a}{a+b} \div \dfrac{c}{c+d}$，　オッズ比：$\dfrac{a}{c} \div \dfrac{b}{d}$

いられる指標です．原因と考えられるリスク因子の有無（曝露）による2群について追跡し，リスク因子なしの非曝露群に対し，リスク因子ありの曝露群において，ある事象が起こる危険性を表す際に用います．リスク比は，曝露群と非曝露群の数（人数比率）による影響を受けやすいため，対象者の数が規定されている前向き研究で使用します．

　一方，オッズ比はケースコントロール研究など後ろ向き研究で用いられる指標です．前向き研究では生じる結果が未知であるのに対し，後ろ向き研究（ケースコントロール研究）では生じた結果を知ることができます．このことから，対象者の数を意図的に規定できる後ろ向き研究では，リスク比の代わりに対象者の数に影響を受けにくいオッズ比を使用します．

　どちらの指標も95％信頼区間を求め，信頼区間が"1"をまたいでいない場合を統計学的に有意とします．

（國澤洋介）

⑤比較したい対象が 3 群以上あるときに適している統計手法は？

一元配置分散分析と多重比較法

比較する対象が 3 群以上あるときに使う

　差の検定の代表的な手法の 1 つに，2 つのグループを対象として，それらの平均の差を比較する 2 標本 t 検定があります．それでは，比較したいグループが 2 つではなく，3 つ以上あるときにも同じように 2 標本 t 検定を適用してよいでしょうか？　実は，対象が 3 群以上あるときには，2 標本 t 検定よりも一元配置分散分析や多重比較法という手法が適しているのです．

●一元配置分散分析

　一元配置分散分析は，3 群以上のグループの平均に差があるかどうか検定するときに適した手法です．

　例えば，50 歳台群，60 歳台群，70 歳台群の 3 つの年代を対象として握力に差があるか知りたい，とします．このとき，各群のバラツキ，すなわち分散の大きさ（群内変動）を考慮したうえで，平均の差（群間変動）を表す回帰直線の傾きの大小について検定します（図 6-5）．回帰直線の傾きに対して，群内変動が大きければ差は有意とならず，バラツキの範囲内で変化しているにすぎないとみなされます．逆に，群内変動が小さければバラツキの範囲を超えて変化しているとみなされるため差が有意になるというしくみです．一元配置分散分析では 3 群に限らず，10 群，20 群…と多くのグループを対象にしたとしても，1 本の回帰直線を利用して検定するので，グループ全体としての差をみていることになります．

　一元配置分散分析に関する用語で，データに影響を及ぼす変数のことを「要因」（または「因子」）とよび，要因の基準となる内訳を「水準」（または「処理」）とよびます．また，要因によって生じる差を「主効果」とよび，一元配置分散

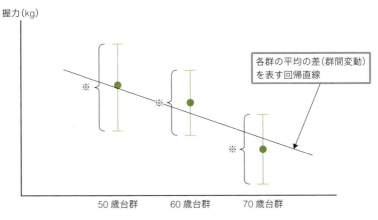

図 6-5　一元配置分散分析のしくみ
※群内変動

分析で有意となったときに,「主効果が有意となった」,「有意な主効果を認めた」などといったいい方をすることもあります．先に挙げた**図 6-5** の例では「握力の年代による主効果」について検定しており,「年代」が要因,{50 歳台, 60 歳台, 70 歳台} のそれぞれが水準となります．

●多重比較法

一元配置分散分析では，要因全体としての差を検定するので，一つひとつの水準どうしの差については問題としていません．もし，3 群以上のグループを対象として，どの水準間に差があるかについても知りたい場合には，多重比較法という手法を適用させます．

多重比較法には Tukey 法や Scheffé 法，Dunnett 法など，非常にたくさんの手法が存在しますが，Tukey 法は使われる機会が多い代表的な手法です．

一元配置分散分析を適用させて有意な差があったときに，さらに多重比較法で水準間の差を検定するという手続きを，post-hoc 検定（その後の検定）といいます．**図 6-5** のデータに対して一元配置分散分析を適用させた結果，握力の年代による主効果が有意となったとします．具体的にどの群（水準）の間に差があるのか明らかにしたい場合には，post-hoc 検定として Tukey 法を適用し，50 歳台群と 70 歳台群の間に有意差があることを確認する，といった手続きをと

ります．一元配置分散分析の段階で，握力の年代による主効果が有意とならなかった場合にはそこで解析を終了し，その後で多重比較法を行う必要はありません．

● 2 標本 t 検定との違い

3 群以上のグループを対象とした差の検定として，2 標本 t 検定よりも一元配置分散分析や多重比較法が適しているのはなぜなのでしょうか？ それには，次のような統計的検定の基本的な考え方が関係しています．

いま，A 群，B 群，C 群の 3 つのグループを対象にあるデータを測定して，差の検定を行うとします．例えば，2 標本 t 検定を用いて，① A 群と B 群を比較，② A 群と C 群を比較，③ B 群と C 群を比較，と 3 回 2 標本 t 検定を繰り返すことで 3 群を比較してもよいのではないか，と考えることもできます．

どのような差の検定を行っても，「有意な差があるかどうか」判定された結果が求められます．しかし，この判定は 100％正しいとは限りません．本当は差がないはずなのに「差がある」と誤って判定したり（これを「第 I 種の誤り」または「α エラー」といいます．6-③），逆に本当は差があるはずなのに「差がない」と誤って判定したりする（これを「第 II 種の誤り」または「β エラー」といいます．6-③）可能性もあるのです．統計的検定では，有意水準*を通常 5％（または 1％）としますが，この場合に「差がない」ことを正しく判定できる確率は 95％（または 99％）となり，5％（または 1％）は判定を誤る可能性も含んでいるという意味になります．

有意水準 5％として 2 標本 t 検定を行うと「差がない」ことを正しく判定する確率は 95％となりますが，これは 1 回の検定ごとの確率です．3 つのグループに対して 3 回の検定を行うのであれば，3 回すべてを正しく判定する確率は，$0.95 \times 0.95 \times 0.95 = 0.857375$，つまり約 86％にまで下がってしまいます（図 6-6）．もしグループの数がさらに増えれば，<u>検定を繰り返す回数も増えるため，すべての検定を正しく判定する確率はどんどん下がっていく</u>ことになります．

一元配置分散分析は，グループの数がいくつであってもグループ全体として

 有意水準と有意確率：有意水準は帰無仮説を棄却する確率で，検定結果が有意かどうかを判定するための基準点です．有意確率は検定結果として実際に求められる確率値である p 値のことで，有意確率が有意水準を下回ったときに「有意である」と判断されます．

p 値の表記は，$p<0.05$ などのように小文字・イタリック体として記載するのが一般的ですが，$P<0.05$ といったように大文字・イタリック体が用いられる場合もあります．

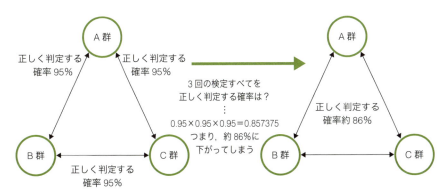

図 6-6　2 標本 t 検定を正しく判定する確率の考え方
検定を繰り返す回数が増えると，すべての検定を正しく判定する確率が下がってしまう．

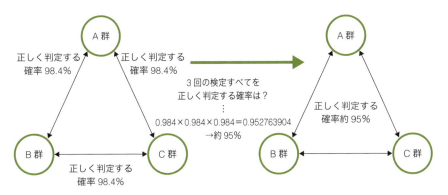

図 6-7　多重比較法を正しく判定する確率の例

の差を 1 回だけで検定する手法のため，有意水準 5％のときに正しく判定する確率 95％が保たれ，2 標本 t 検定を繰り返すよりも妥当な手法といえます．
　一方，多重比較法ですが，具体的にどの水準同士に差があるかを検定するので，実は①A 群と B 群を比較，②A 群と C 群を比較，③B 群と C 群を比較，…といったように 2 水準の差の検定を繰り返します．ただし，1 回の検定ごとの有意水準を調整することで全体としての判定を大きく誤らないように工夫されているのです．例えば図 6-7 のように，検定 1 回ごとに正しく判定する確率を 98.4％となるようにしておけば，全体として正しく判定する確率は，

0.984×0.984×0.984＝0.952763904，すなわち約95％を保つことができます．正しく判定する確率が98.4％ということは，有意水準を1.6％に設定するという意味になります．この場合，1回ごとの検定で求められる有意確率*は5％ではなく1.6％を下回ってはじめて「有意な差がある」と判定されるというしくみです．有意水準の調整に関してさまざまな方法が提唱されているため，多重比較法の手法が数多く存在するわけです．

　以上の理由から，3群以上のグループに対する差の検定では，2標本t検定よりも一元配置分散分析および多重比較法が適しています．

どのような研究に使う？

　一元配置分散分析および多重比較法は，次のような研究に対して適用させることができます．

● ase　腰椎椎間板ヘルニア患者に対する介入方法の違いで腰痛改善度に差がある？

　腰椎椎間板ヘルニアと診断された患者を対象に，①体幹の筋力強化を中心に施行する方法（筋力強化群），②体幹のストレッチングを中心に施行する方法（ストレッチング群），③生活指導を中心に施行する方法（生活指導群），の3群に分けて一定期間介入したとします．VASを指標として腰痛の程度を評価し，介入前後での変化値（腰痛改善度）を求めて介入方法の違いによる差があるか比較します．表6-10a のようなデータになります．

　この例では，「介入方法」が要因，{筋力強化，ストレッチング，生活指導}のそれぞれが水準となります．

6 統計学に気をつけて　シンプルイズベスト

表 6-10　一元配置分散分析の適用例

a. 介入方法の違いによる腰痛改善度を比較

対象者	介入方法	VASの変化 (mm)
1	筋力強化	11
2	筋力強化	32
3	筋力強化	16
4	筋力強化	2
⋮	⋮	⋮
11	ストレッチング	42
12	ストレッチング	25
13	ストレッチング	20
14	ストレッチング	18
⋮	⋮	⋮
21	生活指導	39
22	生活指導	53
23	生活指導	38
24	生活指導	5
⋮	⋮	⋮

＊ Visual Analogue Scale

b. 下肢麻痺の程度の違いによる最大歩行時間を比較

対象者	下肢麻痺の程度	最大歩行時間 (秒)
1	stage Ⅲ	16.3
2	stage Ⅲ	14.2
3	stage Ⅲ	9.2
⋮	⋮	⋮
7	stage Ⅳ	8.5
8	stage Ⅳ	10.8
9	stage Ⅳ	9.6
⋮	⋮	⋮
15	stage Ⅴ	7.1
16	stage Ⅴ	8.6
17	stage Ⅴ	6.3
⋮	⋮	⋮
22	stage Ⅵ	6.6
23	stage Ⅵ	6.2
24	stage Ⅵ	8.7
⋮	⋮	⋮

Ｃ ase　下肢麻痺の程度の違いによって最大歩行速度に差がある？

　歩行可能な脳梗塞片麻痺患者を対象として，5mの最大歩行時間を測定するとします．Brunnstrom stage によって下肢麻痺の程度を評価し，① stage Ⅲ群，② stage Ⅳ群，③ stage Ⅴ群，④ stage Ⅵ群，の4群で最大歩行時間に差があるか比較します．**表 6-10b** のようなデータになります．

　この例では，「下肢麻痺の程度」が要因，｛stage Ⅲ，stage Ⅳ，stage Ⅴ，stage Ⅵ｝のそれぞれが水準となります．

191

ここに注意！

● 測定条件変化に対する1つの群の差の検定に適した手法は？

　一元配置分散分析の適応となるデータでは，水準は群別に分けられているので，いくつかの水準に同一の対象者が含まれることはありません．もし，異なる測定条件(1か月，2か月，3か月…といった時期の条件など)を設けて同一の対象者(1つの群)に関するデータを収集したときに，測定条件によって変化するかを検定したい場合には，一元配置分散分析とは別の手法を適用させます．測定条件が2つであれば対応のあるt検定，3つ以上であれば反復測定による分散分析という手法が適しています．

● データが正規分布に従わないときには？

　一元配置分散分析は，基本的にはデータが正規分布に従うことを前提としています．正規分布に従わないデータに対しては，慣習的にKruskal-Wallis検定という手法が用いられる場合もありますが，この手順は必ずしも適切であるとはいえません．一元配置分散分析では，データの正規性に対する頑健性(ロバストネス，**ADVANCE**)は高いといわれており，ある程度の制約はあるものの，正規分布に従わないデータに適用しても問題ないことが報告されています[1]．
　なお多重比較法に関しては，正規分布に従わないデータにはSteel-Dwass法という手法が適しています．

Ⓐ DVANCE　頑健性(ロバストネス)

　頑健性とは，統計的検定を行う際にデータが正規分布に従っているか，各水準の分散は等しいか，といった前提条件が崩れても，ある程度理論どおりの性質を保持できるという意味です．一元配置分散分析でも，水準の等分散性に対する頑健性は高いとはいえず，それを補正するWelchの分散分析を適用するほうが妥当です．

文献

1) 対馬栄輝，石田水里：医療系データのとり方・まとめ方— SPSS で学ぶ実験計画法と分散分析．pp161-188，東京図書，2013

(石田水里)

⑥ 2 つの要因による影響を同時に解析するには？

二元配置分散分析

2 つの要因による影響を同時に解析

　二元配置分散分析の説明に先立ち，一元配置分散分析についておさらいをしましょう(6-⑤参照)．

　一元配置分散分析は，3 群以上のグループの平均に差があるかどうか検定するときに適した手法でした．図6-8 の例のように，50 歳台群，60 歳台群，70 歳台群の 3 つの年代を対象として握力に差があるか知りたい，というような場合に適用できます．データに影響を及ぼす変数である要因(または因子)は「年代」であり，要因の基準となる内訳である水準(または処理)は {50 歳台，60 歳台，70 歳台} の 3 つになります．

● 二元配置分散分析

　さて，図6-8 に挙げた握力のデータですが，各年代の対象者には男性と女性の両方が含まれているとします．このようなデータについて，年代ごとの男女別に分けて見てみます(図6-9)．もしかすると，握力には年代による差だけではなく，性別による差もあるのではないだろうか？ と考えた場合に，二元配置分散分析を適用すれば，握力に対する年代と性別による影響を同時に解析できるのです．

　二元配置分散分析も，基本的なしくみは一元配置分散分析と同じです．ただし，これら 2 つの手法では検定に用いられる要因の数が異なり，要因の数が1つならば一元配置分散分析，2 つならば二元配置分散分析ということになります．図6-9 の例ですと，握力に対して「年代」と「性別」の 2 つの要因が影響すると考えて解析する場合に，二元配置分散分析を適用できます．それぞれの水準は，年代で {50 歳台，60 歳台，70 歳台}，性別で {男性，女性} です．

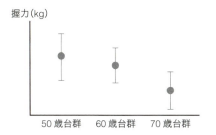
図 6-8　一元配置分散分析の適用例

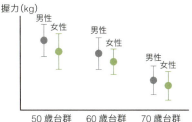
図 6-9　二元配置分散分析の適用例

　なお，一元配置分散分析では3水準以上の場合に適用しましたが，二元配置分散分析ではどちらの要因とも2水準以上あれば適用となります．つまり，年代で{50歳台，60歳台}，性別で{男性，女性}となるような2水準どうしで組み合わせたデータでも構いません．

●主効果と交互作用

　二元配置分散分析を適用させると，要因によって生じる差，すなわち主効果が有意かどうか，2つの要因それぞれについて判定されます．結果は，2つの要因とも主効果が有意になる場合もあれば，2つの要因とも有意でない場合もありますし，いずれか一方の要因だけが有意になる場合もあります．

　二元配置分散分析では，主効果のほかに「交互作用」についても判定されます．主効果が各要因による単独の効果であるのに対し，交互作用とは要因どうしの組み合わせによる効果のことをいいます．交互作用が有意であった場合，2つの要因が互いに影響を及ぼし合う関係になります．交互作用には，相乗効果と相殺効果があります．

　図6-9のグラフの場合は，年代と性別の交互作用が有意でない例になります．男性・女性のそれぞれについて年代による握力の変化を見てみると，ともに50歳台，60歳台，70歳台と年代が高くなると握力が弱くなるという順序が同じです．また，平均の差（群間変動）を表す回帰直線の傾きはぴったりと一致はしていないもののおおよそ同程度で，平行に近い状態です（**図6-10**）．同時に，それぞれの年代ごとに男女で見比べてみても，3つの年代すべてにおいて男性よりも女性の握力が弱いという順序が同じで，回帰直線の傾きにも大きな違いはありません（**図6-11**）．これは，握力が性別にかかわらず年代によって変

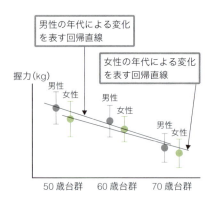
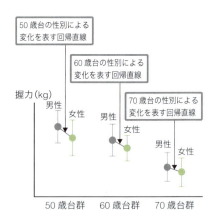

図 6-10 握力の年代による変化のパターン（図 6-9 のグラフを男女別に確認）

図 6-11 握力の性別による変化のパターン（図 6-9 のグラフを年代別に確認）

化していることとともに，年代にかかわらず性別によって変化しているということを表しています．したがって，性別と年代の 2 つの要因は互いに影響を及ぼし合わずに，それぞれ単独に握力へ影響していると解釈できます．

では，図 6-12 のグラフのようなデータの場合はどうでしょうか．男女ともに年代が高くなると握力が弱くなる順序は同じですし，どの年代でも男性よりも女性の握力が弱い順序も同じです．ただし，年代による変化の傾きは女性に対して男性で大きくなっており，変化のパターンが男女で一定していません．さらに性別による変化の大きさも年代によって一定していません．この場合，「男性で年代が低い」ほど変化が大きくなるような相乗効果をもたらしており，交互作用は有意になります．

相乗効果を及ぼす交互作用の例として，図 6-13 のような場合も考えられます．男女とも年代が高くなるほど握力が弱く，また男性より女性が弱いという順序は同じです．しかし変化のパターンは，50 歳台群・60 歳台群に比べて 70 歳台群で男女差が急激に大きくなり，女性の握力が極端に弱くなっています．このように，「70 歳台・女性」という特定の水準どうしの組み合わせになったときに，握力の変化がより強まるような相乗効果としての交互作用が有意になる例です．

図 6-14 は相殺効果としての交互作用が有意となる例です．どの年代も男性より女性で握力が弱い順序は共通しているものの，年代に応じた握力の変化の

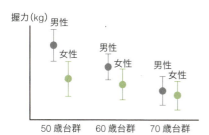

図6-12 交互作用（相乗効果）の有意な例1

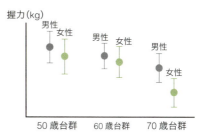

図6-13 交互作用（相乗効果）の有意な例2

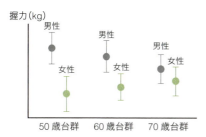

図6-14 交互作用（相殺効果）の有意な例1

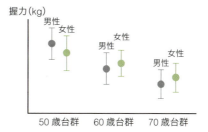

図6-15 交互作用（相殺効果）の有意な例2

パターンは男女で明らかに異なり，男性では年代が高くなるほど握力が弱くなっているのに対し，女性では年代が高くなるほど握力が強くなっています．年代が高くなるにつれて握力が弱くなるという関係性をもつ主効果に対して，「女性」という水準が変化を打ち消すような反対方向の効果をもたらしています．

図6-15のような場合も，相殺効果としての交互作用が有意となります．男女ともに年代が高くなると握力が弱くなる順序は保たれていますが，60歳台以上の年代になると男女の順序が入れ替わっています．男性より女性で握力が弱いという関係性をもつ主効果が，「60歳台以上」という水準によって反対方向にパターンを変えてしまった交互作用の例です．

どのような研究に使う？

二元配置分散分析は，次のような研究に対して適用させることができます．

Case 腰椎椎間板ヘルニア患者に対する介入方法および活動性の高さの違いで腰痛改善度に差がある？

腰椎椎間板ヘルニアと診断された患者を対象に，①体幹の筋力強化を中心に施行する方法（筋力強化群），②体幹のストレッチングを中心に施行する方法（ストレッチング群），③生活指導を中心に施行する方法（生活指導群），の3群に分けて一定期間介入したとします．腰痛の変化には介入方法のみでなく，日常生活での活動性の高さも影響するのではないかと考えたため，活動性の高さを特定の基準にしたがって，①高い，②中等度，③低い，の3つに分類しました．VASを指標として腰痛の程度を評価し，介入前後での変化値（腰痛改善度）を求めて介入方法と活動性の高さの違いによる差があるか比較します．**表6-11a** のようなデータになります．

この例では，「介入方法」と「活動性の高さ」の2つの要因があり，それぞれ｛筋力強化，ストレッチング，生活指導｝，｛高い，中等度，低い｝が水準となります．

Case 下肢麻痺の程度および歩行補助具の有無によって最大歩行速度に差がある？

歩行可能な脳梗塞片麻痺患者を対象として，5mの最大歩行時間を測定するとします．Brunnstrom stageによって下肢麻痺の程度を評価し，①stageⅢ，②stageⅣ，③stageⅤ，④stageⅥ，の4つに分類されました．また，歩行補助具の有無も最大歩行時間に影響すると考えて，①なし，②あり，と分類しました．下肢麻痺の程度と歩行補助具の有無によって最大歩行時間に

198

6 統計学に気をつけて　シンプルイズベスト

表6-11　二元配置分散分析の適用例

a. 介入方法・活動性の高さの違いによる腰痛改善度を比較

対象者	介入方法	活動性の高さ	VASの変化 (mm)
1	筋力強化	高い	11
2	筋力強化	低い	32
3	筋力強化	中等度	16
4	筋力強化	低い	2
⋮	⋮	⋮	⋮
11	ストレッチング	中等度	42
12	ストレッチング	高い	25
13	ストレッチング	高い	20
14	ストレッチング	低い	18
⋮	⋮	⋮	⋮
21	生活指導	低い	39
22	生活指導	高い	53
23	生活指導	中等度	38
24	生活指導	低い	5
⋮	⋮	⋮	⋮

＊ Visual Analogue Scale

b. 下肢麻痺の程度・歩行補助具の有無による最大歩行時間を比較

対象者	下肢麻痺の程度	歩行補助具の有無	最大歩行時間(秒)
1	stage Ⅲ	あり	16.3
2	stage Ⅲ	あり	14.2
3	stage Ⅲ	なし	9.2
⋮	⋮	⋮	⋮
7	stage Ⅳ	なし	8.5
8	stage Ⅳ	あり	10.8
9	stage Ⅳ	あり	9.6
⋮	⋮	⋮	⋮
15	stage Ⅴ	あり	7.1
16	stage Ⅴ	なし	8.6
17	stage Ⅴ	あり	6.3
⋮	⋮	⋮	⋮
22	stage Ⅵ	なし	6.6
23	stage Ⅵ	あり	6.2
24	stage Ⅵ	なし	8.7
⋮	⋮	⋮	⋮

差があるか比較します．**表6-11b** のようなデータになります．

この例では，「下肢麻痺の程度」と「歩行補助具の有無」の2つの要因があり，それぞれ {stage Ⅲ，stage Ⅳ，stage Ⅴ，stage Ⅵ} および {なし，あり} が水準となります．

ここに注意！

● 解析結果の解釈は？

主効果が有意だった要因について，交互作用が有意でないときは要因全体の一定した変化があると解釈できます．交互作用が有意になると，要因どうしの

199

組み合わせによって変化のパターンがさまざまに異なってくるため，主効果の解釈には注意を要します．水準数が多いときなど関係性が複雑になるようであれば無理に解釈せず，最低限グラフを確認して変化のパターンの傾向を知っておく程度でも構いません．

● 二元配置分散分析後の post-hoc 検定は？

二元配置分散分析も一元配置分散分析と同様に要因全体としての差を検定する手法ですので，個々の水準どうしの比較は想定していません．主効果が有意な要因について水準どうしの差についても知りたい場合は post-hoc 検定（その後の検定）として多重比較法などを適用しますが，交互作用が有意かどうかで対応が異なります．手順の詳細については成書[1]をご参照ください．

● データが正規分布に従わないとき・等分散していないときには？

二元配置分散分析は，データが正規分布に従うこと，等分散していることを前提とした手法です．しかしながら，データが正規分布に従わない場合であっても，二元配置分散分析の代わりとなる手法は存在しませんし，二元配置分散分析でも頑健性は保たれます．また等分散していない場合も，Welch の分散分析のような補正は行えない現状です．したがって，現段階ではデータの正規性や等分散性の確認を行わずに二元配置分散分析を適用して差し支えありません．

A DVANCE　2 要因の反復測定による分散分析，分割プロットデザインによる分散分析

要因の組み合わせによっては，別の手法が適する場合もあります．同一の対象者から 2 種類の測定条件を組み合わせてデータを測定し，それぞれの測定条件による変化を検定する場合（例えば，測定時期と使用機器を変えて筋力を測定するなど），2 要因の反復測定による分散分析の適用となります．

他方，複数の群を対象として，測定条件による変化を検定する場合（例えば，50 歳台群，60 歳台群，70 歳台群に測定時期を変えて筋力を測定）は，分割プロットデザインによる分散分析という手法が適用となります．

200

引用文献

1）対馬栄輝，石田水里：医療系データのとり方・まとめ方― SPSS で学ぶ実験計画法と分散分析. pp161-188, 東京図書, 2013

（石田水里）

⑦新しい運動負荷試験の信頼性について研究したい

信頼性分析

信頼性の問題を解決すればよい研究を行える可能性が高まる

あなたが研究テーマに，高齢者や座位姿勢が不安定な対象者でも運動が可能な運動機器を用いて，新たな運動負荷試験プロトコルを作成し，算出された無酸素性代謝閾値（AT）で運動耐容能の評価を確立できないか[1]と考えたとします．この研究テーマに沿って研究を進めるにあたり，いくつか問題を解決しなくてはならないことに気がつくと思います．以下に主なものを2つ挙げます．

まずは，運動機器を用いて算出されたATがどれだけ正確に測れているかという妥当性の問題です．ここではデータに偏り（バイアス）がないかを確認します[2]．バイアスは，データの正確さを左右するもので，データの中心（平均）からの偏りを意味します（3-④，3-⑫）．次に，その測定方法を同じ検者，または複数の検者が繰り返し行っても同じATをとるのかという信頼性（再現性）の問題です．これらの問題を解決できれば，バイアスが小さく，再現性も高い，つまりは精度が高いデータを用いたよい研究が行える可能性が高まります．

妥当性については，運動負荷試験の測定条件や手順，ATをどのような基準で決定したかを明確に提示します．また，それらが外的な基準と関連しているかについても提示して複数の方法を用いて検証していきます．

信頼性（再現性）ついては，測定の検者内または検者間信頼性 * を示す指標の1つとして，Shroutら[3]の級内相関係数（ICC）が利用されています．ICCは，分

検者間信頼性と検者内信頼性：信頼性とは，同一対象に対して何度か繰り返し測定したときの測定値間の一貫性をいいます．つまり，同じ人にもう1度測定を試したら同じような結果が得られるか，という性質のことで，再現性と同じ意味だと考えると理解しやすいと思います．また，同一の対象に同じ検者が繰り返し測定したときの信頼性を検者内信頼性といい，異なる検者が測定したときの信頼性を検者間信頼性といいます．

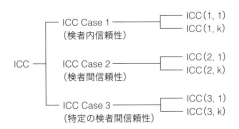

図 6-16　級内相関係数（ICC）の分類

散分析（3標本以上の平均の差の検定）で得られた分散成分を利用して計算するため，基本的にはパラメトリックなデータで，平均や分散が有効な情報となりえる比率尺度，間隔尺度のデータに適用されます．

　順序尺度のデータ（離散変数）は，パラメトリックに従う母集団からのデータで，段階数の多いデータであれば適用されますが，極端に判定されることがあるので注意が必要です[4]．また ICC には，3つの形式（Case 1，Case 2，Case 3）があり，合計6つの下位モデル（全6公式）が提唱されています．6つの公式には，それぞれ ICC(1, 1)，ICC(1, k)，ICC(2, 1)，ICC(2, k)，ICC(3, 1)，ICC(3, k) があります（図 6-16）．

　ICC(1, 1)，ICC(2, 1)，ICC(3, 1) は，一般化可能性研究（G研究）の一部で，分散を推定する実験計画の過程でバラツキ（分散）を推定します．算出された AT の信頼性を知りたい場合に，同じ状況（判定回数，判定員，判定基準など）で測定しても得られた結果は完全には一致せずバラツキが生じます．このバラツキがどのくらい大きいかを推定し，判定に与える影響を検討します．それぞれ，1人の検者で2回以上繰り返し測定した値の検者内信頼性を知りたい場合は ICC(1, 1) を利用し（Case 1），2人以上の検者それぞれが1回ずつ測定した値の検者間信頼性を知りたい場合は ICC(2, 1) を利用し（Case 2），検者間信頼性を知りたいが特定の検者の検者間信頼性を知りたい場合は ICC(3, 1) を利用（Case 3）します[5]．

　ICC(1, k)，ICC(2, k)，ICC(3, k) は，決定研究（D研究）の一部で，分散分析の影響を推定し，適切なテスト使用計画を立てる過程で利用します．算出された AT のバラツキを求めたら，複数人から算出された AT の平均を利用し信頼性を検討します．その際，判定回数や人数を増やして信頼性係数を求める

表 6-12　Landis らの κ 係数に関する信頼性の判定基準

ICC	判定基準
0〜0.2 未満	ごく軽度の一致
0.2〜0.4 未満	軽度の一致
0.4〜0.6 未満	中等度の一致
0.6〜0.8 未満	高度の一致
0.8〜	ほぼ完全な一致

ICC : intraclass correlation coefficients

と，増やす前と比較して係数が高くなりますが，信頼性を確保するのに最低限必要な人数を知りたい場合にも用いられます．それぞれ，1 人の検者が被験者 n 人を k 回測定した平均をデータとした場合の検者内信頼性を知りたい場合は ICC(1, k)を利用し(Case 1)，検者 k 人で被検者 n 人を測定した平均のデータに対して検者間信頼性を知りたい場合は ICC(2, k)を利用し(Case 2)，k 回測定した平均で特定の検者間信頼性を知りたい場合は ICC(3, k)を利用します[5](Case 3)．例えば，4 人の被験者を対象として，それぞれ 3 回運動負荷試験を行い算出された AT の信頼性について知りたいとします．これは検者内信頼性(Case 1)といわれ，ICC(1, 1)，ICC(1, k)で求めることができます．ICC(1, 1)で信頼性を推定します．次に 1 人の検者が被験者 n 人を k 回測定した平均のデータに対してどのくらいの信頼性となっているかを知りたい場合に ICC(1, k)で求めます．

ICC 値の解釈はどうするの？

　ICC 値の解釈については，いくつかの見解があります．表6-12 のような基準を用い，0.8 以上であればほぼ完全な一致であるとも言われますが，この数値には明確な根拠はなく絶対的な基準ではありません．むしろ，一般的には 0.7 以上であれば信頼性は高いと評価されていますし，研究上の問題もないと思います[5,8,9]．ただ，より正確にはさらに 2 つの視点からの検討があることを説明しておきます．

　1 つは，区間推定を用いた検討です．求めた ICC 値は，今回のデータから算

204

6 統計学に気をつけて　シンプルイズベスト

出されたものであり，真の値は異なっているかもしれません．真の値は信頼区間で推測することができ，一般的には95％信頼区間が用いられます．95％信頼区間というのは，真の値は95％の確率でその範囲にあるということを示したものです．

　例えば，ICC値が0.81になったとしても95％信頼区間が0.6～0.9であれば，0.7以上の信頼性が高いと断言することは問題があります．データ数を増やせば，信頼区間を狭くなりますので，厳密に調べたいと言うことであればデータ数を増やして検討したほうがよいということになります．PCを用いた解析であれば，ICC値ともに区間推定も算出されることが多いので，区間推定も合わせて検討するようにしましょう．

　もう1つの視点は，標準誤差を用いた検討です．例えば，10m歩行時間を考えたときに5～20秒で歩く人がいる群にとっての1秒の誤差と，5～10秒で歩く人にとっての1秒の誤差では，同じ1秒の違いでも平均や順位に与える影響は異なることは理解できると思います．このように集積されたデータの範囲による違いは，範囲制約性とよばれICC値の欠点として知られています．範囲制約性に対しては求めたICC値の標準誤差を用いる方法があります．しかし，算出SPSSのようなPCを用いた専門の統計解析ソフトでも標準誤差は自動的には算出されないことが多いので，理学療法分野でここまで検討されることはまずありません．ただ，このような問題があるということは知っておくとよいでしょう．

ⓒ ase　ATの単一測定値の信頼性を知りたい

　1人の検者で，8名の被験者を対象に運動機器を用いて運動負荷試験を行い，ATを3回測定しました．シャピロ・ウィルク検定を行い，得られたデータが正規分布に従うデータであると確認しました．ここでは，1人の検者で2回以上繰り返し測定した値の検者内信頼性を知りたいので，ICC(1, 1)を利用しました．ICCで得られた推定値のほかに，それぞれCIと，SEMも求めて指標の補助としました．有意水準は，5％としました．

　結果は，単一測定値の検者内信頼性係数の級内相関が0.86となりました（**表6-13**）．また，95％CIは0.64～0.97と有意に高い値を示し，SEMも0.002と小

205

表6-13　検者内信頼性係数

	級内相関	95%信頼区間		有意確率
		下限値	上限値	
単一測定値	0.86	0.64	0.97	＜0.001
平均測定値	0.95	0.84	0.99	＜0.001

ICC：intraclass correlation coefficients
同一検者が3回測定したデータから求めた級内相関係数を示す.
1回だけ測定したときの測定値 ICC（1, 1）は0.86, 3回測定した
ときの平均値の信頼性係数 ICC（1, 3）は0.95であることを示して
いる.

さい値でした（p＜0.05）.

　この結果から, 運動機器で算出された AT の単一測定値は再現性があり, 高い信頼性が得られることがわかりました. したがって, 高齢者や座位姿勢が不安定な対象者でも運動が可能な運動機器を用いて, 運動耐容能の評価を行える可能性が示唆されました.

Ⓐ DVANCE　ノンパラメトリックな手法について

　信頼性の検定で, 順序尺度または名義尺度のデータに適用されるノンパラメトリックな手法では, 測定の一致度の指標として κ 係数（Cohen の一致係数ともいわれる）や Kendall の一致係数（W 係数）が利用されます.

　κ 係数は, 2人の検者によって, 2人以上の被験者または2回以上の測定を行ったときの評価の一致率を表す係数です. 評価段階ごとにデータ数が偏ると, 一致度が同じであっても算出される係数値が変化します. 3人以上の検者が存在する場合には, 一般化した Fleiss の κ 係数を適用させます. 階級が異なる評価同士, 対象の偏りがある評価同士を単純比較するのは難しいため, 実際の分割表も併記するほうがよいです. また, ICC と同様に IC または SEM の提示が必要です[4].

　W 係数は, 2人以上の検者で2人以上の被験者を評価したときの検者間信頼性を求めることができます. 基本的には順序尺度のデータに適用となりますが, 名義尺度のデータに対しても適用可能です. W 係数は, 有意性の検定は

ノンパラメトリック検定のフリードマン検定と同様です．評価段階が連続的に順序立っているときには適しますが，飛び離れた判定がある場合には，それが無視される欠点をもちます．W 係数を適用するときは，κ 係数と同時に用いて両者の欠点を補うような使用が望ましいです[4]．

引用文献

1) 一氏幸輔：横臥式全身運動ステッパーを用いた無酸素代謝閾値（AT）測定法の信頼性．日本私立医科大学理学療法雑誌 25：53-56，2008

2) 対馬栄輝：医学研究論文の読み方・まとめ方．pp42-43，東京図書，2010

3) Shrout PE, Fleiss JL：Intraclass correlations: Uses in assessing rater reliability. Psychol Bull 86: 420-428, 1979

4) 対馬栄輝：理学療法の研究における信頼性係数の適用について．理学療法学 17：181-187，2002

5) 対馬栄輝：SPSS で学ぶ医療系データ解析，第 2 版．pp195-214，東京図書，2016

6) 宮下光令：2006 年度調査研究報告．日本ホスピス・緩和ケア研究振興財団，2006

7) Landis JR, Koch GG.：The measurement of observer agreement for categorical data. Biometrics 33: 159-174, 1977

8) 桑原洋一，他：検者内および検者間の Reliability（再現性，信頼性）の検討．呼と循 41：945-952，1993

9) 谷　浩明：評価の信頼性．理学療法科学 12：113-120，1997

（一氏幸輔）

⑧ 2 つの変数をデータとしてその関係を調べたい

単回帰分析

相関

●相関：2 つの変数の関係

例えば，握力と膝伸展力の関係や，膝伸展力と歩行速度の関係，歩行速度と身体活動量の関係，ADL 評価尺度の得点と麻痺の段階的ステージの関係など，2 つの変数の関係を知りたいとします．2 つの変数に関係があることを相関といいます．一方が大きく（高く）なれば，他方も大きく（高く）なる関係です（図 6-17a）．反対に，一方が大きく（高く）なれば，他方は小さく（低く）なる関係（図 6-17b）もあります．

●相関係数：相関の程度を知るための指標

2 つの変数に相関があるとすれば，それはどれくらいの程度かを知る指標として，相関係数があります．一般的に相関係数は r と略すことがあります．r は 1 から−1 の範囲をとります．r＝0 のときは 2 変数にまったく関係がない状態を表します．r がプラスを示すとき（$0 < r \leq 1$）は，図 6-17a のような正の相関関係を示します．r がマイナスを示すとき（$-1 \leq r < 0$）は，図 6-17b のような負の相関関係を示します．

正の相関関係も負の相関関係も，絶対値で 1 に近づくほど 2 変数の関係が強く，0 に近づくほど関係が弱いと判断します．関係の強さの目安としては，図 6-18 の例があります．r＞｜0.7｜となれば，かなり強い相関関係があると判断できます．

208

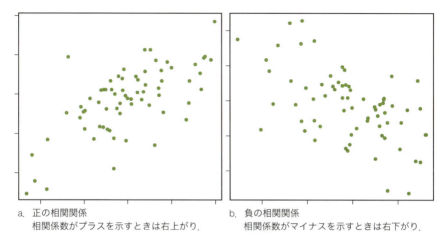

a. 正の相関関係
相関係数がプラスを示すときは右上がり．

b. 負の相関関係
相関係数がマイナスを示すときは右下がり．

図6-17 相関係数と散布図のイメージ

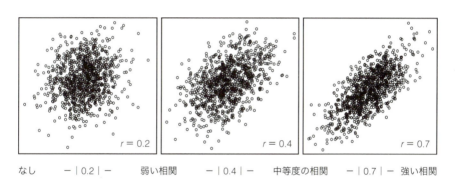

なし　　ー｜0.2｜ー　　弱い相関　　ー｜0.4｜ー　　中等度の相関　　ー｜0.7｜ー　強い相関

図6-18 相関係数の大きさの判断基準
散布図は，正の相関関係の一例．

回帰分析

●相関との違い

2つの変数の関係を調べる場合は相関を使うと述べました．ところで，相関

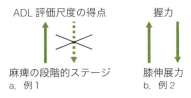

図 6-19　因果関係の一方行性
aの例は，因果関係（原因と結果が明白）を表しており，bの例では単なる関係（原因と結果が決められない）を表している．

とは別に，回帰分析という解析方法があります．回帰分析も相関も2つの変数の関係をみるという意味では同義なのですが，決定的な違いは，相関は単に2つの変数の関係をみる手法であり，回帰分析は2つの変数の原因と結果の関係（因果関係）を調べる手法である点です．

因果関係を仮定して2つの変数の関係をみたいときは，回帰分析の適用となります．単に握力と膝伸展力の関係，膝伸展力と歩行速度の関係，歩行速度と活動量の関係，ADL評価尺度の得点と麻痺の段階的ステージの関係があるのだろうか，それはどれくらいなのだろうか？ というときは相関を適用しましたが，握力が膝伸展力に影響するか，膝伸展力は歩行速度に影響するか，歩行速度は身体活動量に影響するか，とか麻痺の段階的ステージはADL評価尺度の得点に影響するか，その影響度合いはどれくらいなのだろうか？ というときは回帰分析の適用になります．

図6-19aは，麻痺の段階的ステージが高く（低く）なると，ADL評価尺度の得点は高く（低く）なるという因果関係を示しています．これは回帰分析の対象となります．通常，ADL評価尺度の得点が高く（低く）なると麻痺の段階的ステージは高く（低く）なるとは考えないでしょう．原因と結果は逆転できません．

かたや図6-19bの例では，握力が高く（低く）なると膝伸展力が高く（低く）なるとも，逆に膝伸展力が高く（低く）なると握力が高く（低く）なるとも考えられます．どちらが原因で結果かは明確にできないので，どちらが原因とも結果とも考えられる状態では相関の対象になります．

●回帰直線式の意味

変数xと変数yの直線関係をみるために，$y=a+bx$の一次方程式で示すこと

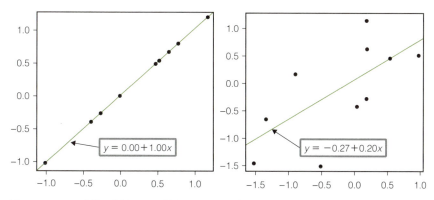

図 6-20　2 つの変数の関係を示す散布図と回帰直線

を回帰分析といいます．図 6-20 に 2 つの例を挙げました．$y=a+bx$ の方程式そのものを回帰直線式または回帰直線とよびます．なお，この方程式における a を定数，b を回帰係数といいます．また，y は結果を表す変数で従属変数や目的変数とよばれます．x は原因を表す変数で独立変数や説明変数とよばれます．

関係の度合いを知りたいときは相関係数，因果関係には回帰分析

　2 つの変数をデータとして，それらの関係をみたいときに使用します．単に関係の度合いを知りたいなら相関係数を求め，原因と結果の関係（因果関係）を知りたいときは回帰分析により回帰式を求めます．
　相関係数や回帰式は，統計ソフトウェアにデータを入力して解析すると瞬時に出力されるので，計算手順は知らなくても問題ありません．

Ⓒase 脳卒中患者における最大歩行速度に対して下肢の BRS が影響する？

　脳卒中患者における最大歩行速度に対して下肢の BRS が影響するかどうかを知るために研究を行うことにしました．脳卒中患者 28 名を対象として，10 m 間の最大歩行速度と下肢のブルンストローム（BRS）検査を行い，データを記録しました．最大歩行速度と下肢の BRS の相関係数は r ≒ 0.608 で検定の結果 p＜0.01 でした．この 2 変数の相関は統計的に有意で，なおかつ強い相関関係にあることがわかりました．次に，最大歩行速度を従属変数（結果），下肢の BRS を独立変数（原因）として，回帰分析を行った結果，統計ソフトによって**図 6-21** と**表 6-14** とが出力されました．**表 6-14** の"回帰係数"という記載をみると，直線回帰式は y＝－34.744＋22.223x であることがわかり，**図 6-21** に直線が示されていました．y＝最大歩行速度，x＝下肢の BRS ですので，この直線回帰式は最大歩行速度＝－34.744＋22.223×下肢の BRS であると考えられます．

　表 6-14 中の分散分析の結果と独立変数の p がともに p＜0.05 を満たしていれば有意に影響するといえます．この**表 6-14** では分散分析の結果が p＜0.01 で，かつステージの p 値が p＝0.001 なので，回帰式は有意に影響していることを表しています．

　また，影響の度合いは標準回帰係数[*]をみます．これは 0.6084 なので，強く影響していると判断しました．

 標準回帰係数：標準回帰係数 b は，回帰分析における独立変数の影響の度合いを表す指標となります．これに対して回帰係数は影響の度合いを表すものではなく，回帰式をつくるときの値でしかありません．
　標準回帰係数は相関係数と同じように －1≦b≦1 の範囲をとり，0 のときにまったく影響しないという意味を示します．影響度合いの判断も相関係数の大きさの判断と同様でよいでしょう．つまり，

|b|＜|0.2|　　　⇒　影響はほとんどない
|0.2|≦b＜|0.4|　⇒　やや影響がある
|0.4|≦b＜|0.7|　⇒　強い影響がある
|0.7|≦b　　　　⇒　かなり強い影響がある

というふうに判断します．ちなみに，標準回帰係数は －1 を下回ったり，1 を上回ったりすることがありますが，その際には下限 －1，上限 1 とみなすことになっています．
　これも相関係数の解釈と同様に，いくら p＜0.01 のように有意であっても，標準回帰係数 b＜0.2 のように小さいなら「有意であるが，影響はほとんどない」という判断になります．

6 統計学に気をつけて シンプルイズベスト

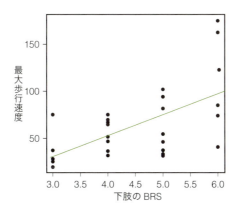

図 6-21　最大歩行速度と下肢の BRS の散布図・回帰直線

表 6-14　脳卒中患者の最大歩行速度に対する下肢 BRS の影響

	回帰係数	標準回帰係数	標準誤差	t 値	p
定数	−34.744		26.271	−1.323	0.198
ステージ	22.223	0.6084	5.685	3.909	0.001

分散分析　F 値：15.28　p＜0.01
従属変数：最大歩行速度(m/ 分)

直線関係，外れ値を確認し，解釈に注意しよう

●散布図による直線関係の確認

　相関や回帰分析を行うときは，図 6-17 のような散布図を必ず描いて，直線関係を確認し，図 6-18 のような楕円形に近い関係になっているかを確認します．ただし，対象者数が n ≦30 のような少ないときは散布図をみて確認することは困難です．もし，単調に増えていく，または減っていく関係がおかしいようであれば，求めた相関係数や回帰式は，間違った結果となっている可能性があるので，結果を強く主張できないかもしれません．

●外れ値の確認

　散布図を描いて，極端に大きいもしくは小さい外れ値が存在する場合には，その外れ値によって相関係数や回帰式が変化している場合があります．ただし，外れているデータを除外して解析する手順は推奨されていません．なぜその対象が外れているのかの原因究明と，相関係数や回帰式への影響を考察すべきです．

●相関係数の解釈

　相関係数の大きさの判断は**図6-18**に従うと述べましたが，これはあくまでp<0.05のときです．【Case】の例では，「最大歩行速度と下肢のBRSの相関係数はr≒0.608で検定の結果p<0.01」ということなので，「強い相関関係にある」と判断できます．これが，「r≒0.608であるが，検定の結果p=0.365」などのときには，検定結果は有意ではないので，相関はあるともないとも何ともいえない，という状態になります．相関の大きさに言及できるのはあくまでp<0.05の場合に限ります．

●因果関係の解釈

　回帰分析の結果がp<0.05で有意だったとしても，実際の因果関係が保証されるというわけではありません．回帰分析だけで因果関係を確定することは不可能です．さまざまな専門分野の知識や知見をもとに判断します．

(対馬栄輝)

⑨ 10m 障害物歩行時間（秒）に影響する要因は単純ではない

重回帰分析・多重ロジスティック回帰分析

一度に多くのデータの関連性を解析できる：多変量解析

　多変量解析とは，複数のデータ（3変数以上）の関係や差をまとめて解析する，いくつかの手法全般です．今まで述べた統計手法は，分散分析を除いて，2つの変数を解析する2変量解析でした．

　多変量解析の特徴は，一度に多くのデータの関連性を考慮して解析できる点です．日常生活活動（ADL）評価尺度の得点に対して，下肢のBRSが影響するかどうかを知るために，回帰分析を適用したところ，ADL評価尺度には下肢のBRSが有意に影響したとします．ところが，BRSの高い者に若年者が多く，ステージの低い人に高齢者が多かったとすれば，ステージの影響なのか，年齢の影響なのか，はっきりしなくなります．それはBRSが影響したのではなく，単に背後にある年齢が影響したのだ（交絡因子＊），といわれても否定できません．

　そこで，複数の独立変数を解析できる重回帰分析という多変量解析の手法を使うと，ADL評価尺度に対してBRSと年齢を同時に解析できるようになり，BRSと年齢が相関する場合（交絡因子の影響）でも，相関がなくなるように調整して影響度合いを計算してくれます．

　このように，複数の変数が影響し合っている場合，ある変数が有意に影響し

交絡因子：ある結果変数と原因変数の関係をみるときに，別の変数の影響も疑わしいとき，その変数を交絡因子とよびます．冒頭で述べた，ADL評価尺度には下肢のBRSが有意に影響し，BRSと年齢が相関関係にあるという例を挙げます．このとき，ADL評価尺度にはステージが影響すると結論づけた後，実は年齢の影響だったとすれば，この年齢が交絡因子とみなされます．交絡因子は，①原因変数と関連する（相関がある），②結果変数と因果関係にある，という条件を満たします．

ても，ほかの変数の間接的な影響である可能性があります．臨床で対象とする
被験者は，年齢や性別，体重や身長などがさまざまであり，これらを統一して
解析すべきですが，そう簡単ではないときがあります．その際には，多変量解
析が役に立つことになります．

従属変数が1つ，独立変数が2つ以上ある場合： 重回帰分析

重回帰分析とは，従属変数(結果となる変数)が1つ，独立変数(原因となる
変数)が2つ以上ある場合の回帰分析です．n個の独立変数があるとすれば，$y = a + b_1 x_1 + b_2 x_2 + \cdots + b_n x_n$ という回帰式をつくります(計算の方法について，特に知らなくても支障ありません)．

従属変数が2群に分かれている場合： 多重ロジスティック回帰分析

● 多重ロジスティック回帰分析と重回帰分析の違い

多重ロジスティック回帰分析は重回帰分析に類似しています．これも，1つ
の従属変数に対して，2つ以上の独立変数(原因となる変数)の影響を解析する
多変量解析の一種です．

多重ロジスティック回帰分析と重回帰分析の違いは，従属変数が2群に分か
れている点です(図6-22)．例えば，ADL評価尺度の得点に対して，年齢，立
位バランス，握力，ステージの4つの変数の影響を知りたいとする場合は，重
回帰分析の適用となります．ADL評価尺度は点数で評価される連続量のデー
タでなければなりません．かたや，多重ロジスティック回帰分析は，ADL評
価尺度の得点の高い群と低い群に分けて自立群，介助群の2群とし，この2群
の差に対して，年齢，立位バランス，握力，ステージの4つの変数がどのよう
に影響するかを知りたいときに適用します．

簡単にいえば，従属変数が，ADL評価尺度の得点，歩行速度(m/分)，TUG

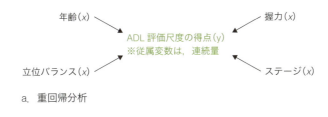

a. 重回帰分析

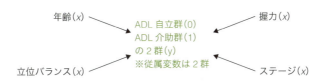

b. 多重ロジスティック回帰分析

図 6-22　重回帰分析と多重ロジスティック回帰分析の違い

の時間，筋力などの点数で表される場合は重回帰分析，従属変数が，自立群・介助群，転倒群・非転倒群，生存群・死亡群などの 2 群で表されるときは，多重ロジスティック回帰分析の適用となります．多重ロジスティック回帰分析は，別のいい方をすれば「2 群の差の検定の多変量解析版」といってもよいでしょう．

●適用の特殊性

　多変量解析に属するほとんどの手法は，データが正規分布に従うという仮定が必要になります．多重ロジスティック回帰分析は，データの尺度や正規分布に従うことをいっさい仮定しないので，あらゆる臨床データに適用できます．重回帰分析では，残差が正規分布に従うことが望ましいという条件があるので，どのようなデータでも適用できるとはいいきれないのです．なお，残差とは回帰式で求められる従属変数の予測値と，従属変数の実測値の差のことです．
　多重ロジスティック回帰分析の欠点は，従属変数が 2 群に分かれていなければならない点です．3 群や 4 群などに分かれていても適用できません．あくまで 2 群に分けられた従属変数への影響を知るときに限られるのが欠点です．

ある結果に対し，どの変数が影響するかを調べたいときに使う

　重回帰分析も多重ロジスティック回帰分析も，ある結果変数に対して原因と思われる複数の変数のうち，どれが影響するかを調べたいときに適用されます．

　結果変数（従属変数）が上述した連続量のデータであれば重回帰分析の適用となります．結果変数が2群に分けられたデータであれば多重ロジスティック回帰分析の適用となります．これら2つの手法の使い分けは従属変数の形だけです．多重ロジスティック回帰分析では，影響度合をオッズ比で表します．オッズ比はリスクの倍数を表すもので，歩行自立群と非自立群の差に対して，握力がオッズ比2で影響するときは，歩行自立群は非自立群よりも握力が1kg強いという要因を2倍もつ，と解釈します．

　原因となる変数（独立変数）は両手法とも，比率尺度，間隔尺度，順序尺度，名義尺度のどの形式でも適用できます．名義尺度は，性別 {男性＝0，女性＝1}，{男性＝1，女性＝0} のように0と1の数値を割り当てて入力します．もし，治療法 {治療A，治療B，治療C} といった3段階のデータであれば，治療法A {はい＝1，いいえ＝0}，治療法B {はい＝1，いいえ＝0}，治療法C {はい＝1，いいえ＝0} のように3変数に分けて入力します．"はい"を0にするか1にするかは，解析する人の主観に委ねます．

Ｃａｓｅ　10m障害物歩行時間（秒）に影響する要因は？

　ある町で主催した健康教室に通う高齢者66名を対象として，10m障害物歩行時間（秒）に影響する要因を調査しました．対象者の年齢（歳），性別（男，女），身長（cm），体重（kg），利き手の握力（kg），上体起こし回数（回数），片足立ち時間（秒）のうち何が影響するか，ステップワイズ法による重回帰分析で解析しました．

　結果は，**表6-15**のとおりとなりました．上記の変数のうち，握力と年齢が有意に影響しました．**表6-15**の分散分析の結果は$p < 0.01$，握力，年齢の独立変数のpがすべて$p < 0.05$を満たしているので有意に影響するといえます．

218

表6-15 10m障害物歩行時間に影響する要因

	偏回帰係数	標準偏回帰係数	標準誤差	t値	p
定数	4.957		2.773	1.788	0.079
握力	−0.101	−0.370	0.030	3.436	0.001
年齢	0.110	0.333	0.036	3.094	0.003

分散分析 F値：12.27 p＜0.01
従属変数：10m障害物歩行時間（秒）

標準偏回帰係数*をみると，握力も年齢も同程度ぐらいに影響していることがわかりました．

Case 脳卒中患者の発症3か月後の歩行自立に影響する要因は

脳卒中患者27名（50.7±14.4歳）を対象として，発症3か月後の歩行自立に影響する要因を検討しました．対象者を歩行自立群（n=17）と非自立群（n=10）に分け，年齢（歳），性別（男，女），下肢BRS（6段階），足部の表在感覚・深部感覚（消失・鈍麻・軽度鈍麻の3段階），体重（kg）のうち，どれが影響するか，多重ロジスティック回帰分析で解析しました．有意な変数はステップワイズ法により自動選択されました．

その結果，深部感覚と年齢が有意な項目として選ばれました（表6-16）．モデルχ^2検定の結果はp＜0.01で有意な結果と判断しました．オッズ比は深部感覚が69.809，年齢が0.834でした．

標準偏回帰係数：回帰分析のところで説明した，標準回帰係数と同じ性質をもつ係数です．各変数の影響の度合いを表すものです．影響の大きさも標準回帰係数と同じように判断します．重回帰分析では，特に標準偏回帰係数とよびます．

表 6-16　脳卒中患者の歩行自立・非自立に対する影響要因

	係数	オッズ比	p
定数	2.348	10.466	0.469
深部感覚	4.246	69.809	0.018
年齢	−0.182	0.834	0.057

モデル χ^2 検定：p＜0.01
従属変数：歩行自立（＝1）・非自立（＝0）

重回帰分析の落とし穴に注意！！

●正規分布の確認をしよう

　重回帰分析では，残差が正規分布に従うことが条件になります．重回帰分析を行うと回帰式が出力されます．表6-16の例でいえば，$y=4.957+(-0.101)x_1+0.110x_2$ という回帰式になります．これは，10m障害物歩行時間＝4.957＋（−0.101）× 握力＋0.110× 年齢という式ができたことになります．

　A という対象者の握力が 15kg，年齢が 75 歳だったとすれば，10m障害物歩行時間＝4.957＋（−0.101）×15kg＋0.110×75 歳＝11.692（秒）となります．ここで，対象者 A の実際の 10m障害物歩行時間が 15 秒だったとすれば 15 秒（実測値）−11.692 秒（予測値）＝3.308 秒となり，これが残差となります．この残差を全被験者分計算して，残差が正規分布に従うかどうかを確認します．

　しかし，仮に残差が正規分布に従わなかったとき，代わる手法はないのが現状です．多少の条件外の場合でも，適用せざるを得ないと考えるしかないでしょう．そうしたことから，特に正規分布を調べる必要もないと考えます．明らかにデータの分布の偏りが大きいときや，異常な外れ値が多いときは無理な適用は避けるべきですが，多少の問題は気にしなくてもよいと考えます．

●対象者の数 (n) が少ないのは NG

　重回帰分析や多重ロジスティック回帰分析といった多変量解析では，多数の変数を同時に扱うので，対象者の数(n)が少ないと，うまく計算できないことがあります．理想的には，完成した最終回帰式において n ≧原因となる変数

（独立変数）の数 ×10 が望ましいと考えます．望ましいというのは，いまだ確定した証拠が得られておらず，報告者によってまちまちであるためです．この条件も絶対というわけではなく，あくまで参考程度ですので，対象者数が少ないときには「対象者を増やしたら有意に影響する（しない）かも」という可能性を頭の隅において考察します．

●変数の選択方法ではステップワイズ法が最適

上述の Case では，ステップワイズ法（変数増減法）という変数選択法を使用しています．現状では最も効率のよいアルゴリズムなので，統計ソフトウェアにプログラムされているときは積極的に使用すべきです．

ステップワイズ法というのは，たくさんの独立変数を解析するときに，有意に影響する変数の組み合わせを統計ソフトウェアが自動で選んでくれるという便利なものです．どれとどれを選べばいいかなど考えずに，ステップワイズ法に任せてしまう方法が最も間違いは少ないのです．

もし解析者の主観で独立変数を組み合わせて解析した際には，常に「なぜその変数の組み合わせを選んだか？」という質問に対する理論的な根拠が説明できなければなりません．

（対馬栄輝）

⑩統計解析ソフトを使って検定を行おう

各種ソフトの活用

統計解析ソフトを用いた検定の手順

統計解析ソフトを用いた検定は，一般的に以下の手順で行います．これを
しっかりと押さえていれば，検定はとても簡単です．

手順1　研究デザイン，データの種類や量から，用いるべき検定手法を決める

手順2　統計解析ソフトが指定する形式でデータを入力する

手順3　統計解析ソフトで検定手法を選択する（実行する）

手順4　統計解析ソフトが算出した確率（p）について帰無仮説を意識して読
み解き，結論を述べる

「それができないから苦労しているんだよ」とおっしゃる方もいるかもしれ
ません．ということで本項では，上記の手順が何を示しているのか，どうやっ
て統計解析ソフトを活用するのか，一緒に考えていきましょう．

検定を思い出す

これまでの項で既に解説されていますが「そもそも検定とは何か？」につい
て，統計解析ソフトを用いる観点から確認しておきましょう．「いまさら？」
と思われるかもしれませんが，統計解析ソフトを用いて2群のt検定，フィッ
シャーの精密検定，ウィルコクソンの順位和検定など初歩的な検定を行う場合
はもちろん，重回帰分析，多重ロジスティック回帰分析などの多変量解析にお
ける推定パラメータの検定など，高度な検定を行う場合でも以下の原則が大変
重要なのです．

検定は，統計学的仮説検定（statistical hypothesis testing）ともよばれ，確率モ

222

6 統計学に気をつけて シンプルイズベスト

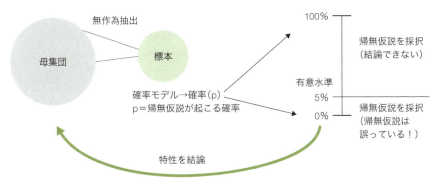

図6-23 検定の基本概念

デルを用いて、帰無仮説(null hypothesis)が起こる p を求め、その確率が十分に低いとき、すなわち p が有意水準(significant level、通常は5％)より小さいとき「帰無仮説は誤っている(棄却する)」と結論する方法でしたね(図6-23)．

検定で用いられる帰無仮説は「帰ってきてほしくない(無に帰す)」仮説で、帰無仮説は研究者が勝手に決められるものではなく、検定に用いる確率モデル(検定手法)によってあらかじめ決まっています．ごく大雑把にいえば、帰無仮説は「平均値は同じ」、「割合は同じ」、「相関はない」、「その値はゼロ」の4つのパターンです．

統計解析ソフトで検定を実行すると p が算出されます．この p は帰無仮説が起こる確率を示しているのですから、p＜0.05 であれば帰無仮説が棄却できます．しかし、その確率モデル(統計手法)の帰無仮説が何かを知っていなければ結論は下せません．逆に、その確率モデル(統計手法)の帰無仮説を知っていれば、p が 0.05 より大きいか小さいかを判断するだけで「検定できた」ことになるのです．

統計解析ソフトの操作はやや難解

統計解析ソフトによって操作方法は大きく異なります．「とても簡単な操作で」と謳っているソフトもありますが、それは相対的なものであって、正直、

筆者はマニュアルや解説書をまったく見なくても簡単に操作できる統計解析ソフトに出会ったことがありません．もしかすると操作方法が難しいことと検定が難しいことが一緒になってしまって，「検定は難しい」と感じてしまう方もいるのかもしれませんね．検定を行うことと操作方法は分離して考えましょう．

　操作方法は，マニュアルや解説書を参照するのがよい方法です．また，インターネットで検索すれば親切に解説してくれているページに出会えます．無理して難しい解説書を頼りにしてはいけません．自分の思考パターンや目的に合った「my 解説書」をみつけることがポイントです．本文中で，統計処理ソフトの説明と一緒に参考図書などを紹介します．

統計解析ソフトの処理結果を読み解く

　「統計解析ソフトを用いた検定の手順」で紹介した統計解析ソフトで検定を行う手順のうち，手順 4 について具体例を見ながら考えてみましょう．

　検定結果の p は帰無仮説が起こる確率を示しています．$p < 0.05$ のとき「帰無仮説は誤っている」と結論し，$p \geq 0.05$ のとき「帰無仮説が誤っているとはいえなかった(明確な結論はありません)」と述べることになります．ただし，多重比較を補正する手法，たとえば Bonferroni-Holm の方法では，補正前の p が示され，有意水準 5 ％に相当する値は 0.016667 のように表示されることもあるので統計解析ソフトのマニュアルや解説書で確認しましょう．

　具体的な例を用いて論文や学会発表における結論の記述方法を示します．

6 統計学に気をつけて　シンプルイズベスト

C a s e　薬Ａの投与前と投与後の血糖値の平均値を15人の患者について測定しました．薬Ａに血糖値を下げる効果があるといえるでしょうか？

手順1

研究デザイン：介入の前後にアウトカムを測定（2群，対応のあるデータ）

データの種類と量：計量データ．n＝15．データをプロットした結果，外れ値はなく，平均値を中心にほぼ左右対称（とする）．

よって群の平均値のt検定（対応あり）を選択．帰無仮説は「両群の平均値は同じ」となる．

手順4

統計解析ソフトの提示したpが0.023の場合

　→薬Ａの投与の前後で血糖値に有意な変化が認められた（p＜0.05，対応のあるt検定）．

あるいは，たとえば投与後の標本の平均値のほうが小さかった場合，

　→薬Ａの投与後に血糖値は有意に低下した（p＝0.05，対応のあるt検定）．

統計解析ソフトの提示したpが0.097の場合

　→薬Ａの投与の前後で血糖値に有意な変化は認められなかった（p＝0.097，対応のあるt検定）．

●結論の留意点

　検定は反証を利用した方法であり，帰無仮説が棄却できた場合には結論がありますが，採択されてしまった場合には結論を保留せざるを得ません．$p \geqq 0.05$ のときに用いる「認められなかった」という表現は，「あった」とも「なかった」とも明瞭にしていません．どこかの国の政治家はよく使いますね．

●両側検定と片側検定

　統計解析ソフトでは，多くの場合，pは2つ示されます．両側検定用の「両側」と片側検定用の「片側」です．片側検定は検定の対象をプラス側またはマイナス側の片側に設定するため（帰無仮説が $\mu 1 > \mu 2$ または $\mu 1 < \mu 2$），両側に比べてpが半分の値になります．しかし，一般に研究データはやってみないと得

225

られませんから，「やってみる前から $\mu1 > \mu2$ を仮定したから片側でよい」という主張は認められないことがほとんどです．喉から手が出るほど欲しい $p <$ 0.05 ですが，片側検定は禁じ手と考えるのが無難です．

各種の統計解析ソフト

●SPSS（エス・ピー・エス・エス：Statistical Package for Social Science）

いわずと知れた統計解析ソフトの定番です．その名のとおり，社会科学系のデータ処理のために開発されたもので，医療系でも広く使われています．世界中で利用されており，論文の method で「統計処理は SPSS で行った」と記載すれば査読者から「その統計解析ソフトの信頼性を示しなさい」というコメントをもらうことはありません．解説書がたくさん出版されている点でも安心です．ただし，契約するパッケージによりますが，価格は年間 20 万～30 万円程度です．

IBM SPSS Statistics：http://www.stats-guild.com/ibm-spss
・対馬栄輝：SPSS で学ぶ医療系データ解析　第 2 版．東京図書，2016
・対馬栄輝：SPSS で学ぶ医療系多変量データ解析．東京図書，2008

●SAS と SAS–JMP（サス，サスジャンプ：Statistical Analysis System）

世界中で利用されている統計解析ソフトとして SPSS と双璧をなす存在です．「SAS ユーザー会」という研究グループが組織され，毎年，研究成果発表会も開催されています．もちろん，国際的な学術誌への投稿にも安心して使えます．また，高度なプログラミングも可能で，大量のデータのハンドリングから複雑な統計処理の自動化まで対応できます．一方で，使いやすさという点ではやや難点があり，それを補う使いやすい簡易版として SAS–JMP もあります．契約するパッケージによりますが価格は，SAS は年間 20 万～30 万円程度，SAS–JMP は買取りで十数万円程度です．

226

- SAS
  - ・SAS Institute Japan 株式会社：https://www.sas.com/ja_jp/home.html
  - ・竹内　啓（監）：SAS によるデータ解析入門　第 3 版：SAS で学ぶ統計的データ解析 1．東京大学出版会，2011
  - ・高柳良太：SAS Enterprise Guide　多変量解析編．オーム社，2014
- SAS–JMP
  JMP® Statistical Discovery™．FROM SAS：https://www.jmp.com/ja_jp/home.html
  - ・内田　治，他：JMP によるデータ分析　第 2 版：統計の基礎から多変量解析まで．東京図書，2015
  - ・長田　理：JMP 医学統計マニュアル．オーエムエス出版，2016

●EZR（イージーアール：Easy R）

　ご存じの方も多いと思いますが，ベル研究所で開発された S 言語をもとにした統計処理のプログラミング言語として「R」があります．現在，R は The R Project for Statistical Computing（https://www.r-project.org/）によって無償で提供され，世界中で活用されています．R は大変汎用性の高い統計処理ツールですが，逆に，不慣れな人が統計処理に活用するにはハードルが高いという面もあります．

　EZR は，自治医科大学の神田善伸先生が R を用いて誰もが簡単に（easy）に統計処理を行えるようにパッケージ化した総計解析ソフトです．EZR では，通常の医療系の研究活動において必要とされる統計手法はほぼ網羅されています．しかも，神田善伸先生ご自身が EZR を用いた論文を発表されており，それを引用すれば SPSS や SAS のように信頼できる統計パッケージとして国際的な論文にも使えます．しかも，しかも，商業目的でなければ無料で利用できます！

- 自治医科大学附属さいたま医療センター血液科のホームページ：http://www.jichi.ac.jp/saitama-sct/SaitamaHP.files/statmed.html
  - ・神田善伸：初心者でもすぐにできるフリー統計ソフト EZR（Easy R）で誰でも簡単統計解析．南江堂，2015
  - ・神田善伸：EZR でやさしく学ぶ統計学〜EBM の実践から臨床研究まで　改訂 2 版．中外医学社，2015

227

●Statcel 3（スタットセル・スリー）

　元 埼玉大学の柳井久江先生が開発した，マイクロソフト社の Excel® に組み込むアドインタイプの統計解析ソフトです．使い慣れた Excel® で利用できることから，とっつきやすいのが特長です．ただし，使える統計手法はやや限られます．4,000円の書籍を購入すると無料で使えます．

- 有限会社オーエムエス出版：http://www.oms-publ.co.jp/4steps04/index.html
  - 柳井久江：4steps　エクセル統計　第4版．オーエムエス出版，2015

スパイスの効いた研究成果のために

　研究活動は①リサーチクエスチョンをもち，それを明らかにするために，②先行研究によってどこまでわかっていて・何がわかっていないのか，③わかっていない点を解明するために妥当な方法でデータを集め，④得られたデータを吟味し，⑤何が明らかになり・何がまだわからないのか，を探究するものであり，それらを学術用語を用いて記述したものが学術論文です．研究活動において最も重要なのはリサーチクエスチョンであり，統計処理はあくまで結果の味を引き立てるスパイスにすぎません．しかしスパイスのない料理はおいしくないものです．本書で統計処理をしっかりと学び，それを統計解析ソフトで解析し，スパイスの効いた研究成果を生み出してください．統計処理の仕組みがわかっていれば後は簡単です．統計解析ソフトにデータを入力し，処理方法を選択し，p が0.05より大きいか，小さいかを判断するだけ！

（椎橋実智男）

7

研究の果実
ここまで来たらあとは発表するだけ

研究テーマの設定からデザイン，測定，統計による解析…と長い道のりを経たら，いよいよ発表です．本章では，口述・ポスター発表のほか，英文での論文投稿，英語での発表まで，実例をもとに徹底解説します．

①発表してみよう！

口述・ポスター発表の要点と注意点

　研究成果発表の方法には，大きく分け，口述とポスターがあります．また，雑誌投稿による発表もあります．

　発表予定の学会や研究会での規則についてはあらかじめ情報を収集したうえで，それに沿った方法で発表します．

予演会を行おう

　発表に際し，発表当日よりも少なくとも2週間あるいは1か月前にはスライドやポスターは完成させ，そのうえで，発表の練習を積み重ね，同僚や指導者の前で繰り返し予演会を行います．また必要に応じて修正を行うようにします．

　そのためには，発表当日までのある一定の猶予期間が必要になります．

　予演会においては，同僚や指導者から多くの質問をもらうことが大切です（少なくとも10〜20程度の質問は必要です）．それを踏まえ，発表者は応答の準備をしておきます．また，予演会での質疑後，論文や成書などの先行研究を調べ直し，自分なりに質疑応答について，再度整理しておきます．

　経験上，筆者らは口述やポスター発表する前に雑誌の投稿先を決め，その規定に基づき発表内容を論文化し，発表と同時に学術雑誌へ投稿することをお勧めします．そうすることで，先行研究，考察および今後の課題などについてよりいっそう整理することが可能となります．

230

口述発表のスライド作成

　口述発表でもポスター発表でも文字過多，情報過多，文字サイズの小ささには注意する必要があります．いくらよい発表内容であっても，聴衆あるいは閲覧者に理解してもらえないのであれば研究の価値は減少してしまいます．

　口述では，スライドをより効果的に作成することが重要です．スライドの作成に際しては，「七の法則」というものがあります[1]．これは，スライドの文章は7行以下，1行は7語以下とするものです[1]．

　タイトルは，テキストよりも大きいフォントを使用します．タイトルの色合いは，テキストと異なる色を用いることが多いです．

　スライドの背景は暗い色に明るい文字を，また明るい背景には暗い色を活用します．ただし，文字や線画に赤色を使うと，聴衆には見えにくい可能性があります．したがって，赤色は極力避けたほうがよいでしょう．もし赤系の色合いを好むのであれば，ワイン系やオレンジ，あるいはピンク系の色を活用するほうがよいかもしれません．

　フォントは，MS明朝，MSゴシック，Arial，Century，Meiryo UI などさまざまです．いずれにせよ，聴衆にわかりやすいフォントを活用します．

　テキストの文字は，大文字や小文字を混在し，強調したほうがよい語については下線やボールドを活用します．作成後は，実際にスライドを映写し，作成者が聴衆の立場になって，離れた場所からスライドがどのように映るのか？見えにくいところはないのか？を確認し，必要に応じて修正を繰り返すようにします．

　発表では，スライドを見ながら自分の言葉で説明をしていく場合，あるいは，あらかじめ準備した要約に沿って説明する場合があります．後者では，要約した書式に沿って発表ができることから，規定時間内に終えることができます．またこの要約は，発表者が発表用のアウトラインとして活用します．必要に応じて発表時に付加的な内容や新しい情報を加えて拡張することもできます[1]．

　スライドの枚数は，一般的には，例えば7分の発表なら1分間あたり1枚，多くても1.5枚程度です．すなわち，7〜11枚の枚数となります．もし，1分間あたり1.5枚のスライドを作成する場合には，1枚あたりのスライドの情報

量は少なくします[1].

これまで筆者らは，1枚あたりのスライド中の情報量が多すぎることで，聴衆者から「理解しがたい」，「把握するのに時間がかかる」，「何を言いたいのかわからない」など，多々指摘されたことがあります．スライド作成者は，常に限られた発表時間のなかで，聴衆が「初めて見せられたスライドを脳内で処理することが可能か否か」について，自問することも必要です．

スライドの内容には，表も含まれます．表は，一般的には2列4行もしくは3列3行までにとどめます[1].ただし，行や列がこの範囲内であっても，文字が小さかったり，行と列に含まれる情報が多すぎると，先に述べたように，聴衆には理解が難しくなります．また，すでに刊行されている論文や雑誌の表をスライドとして提示する場合には，列や行を含め情報量が多いことがあります[1].したがって，その場合には，論文の表をそのまま引用するのではなく，重要とされる情報のみ，新たに作成し，提示します．

図は棒グラフであれば，棒の数は最大6本程度とし，かつ座標軸は明確にするようにします[1].円グラフを用いる場合には，パーセントの数値を書き込むようにします．また折れ線グラフの場合には，起点はゼロとして，座標軸にラベルをつけるようにします．図についても文字が小さい，アニメーションを活用し過ぎる，不要写真多々，など[2]があると理解が難しくなります．

また，スライド作成には3つの法則があるともいわれています[2].それは，「背景」，「方法」，「図表」，「結果」そして「考察」の5項目を，各々3枚ずつにまとめるというものです[2].

ポスター発表

ポスター発表では，伝統的には，A3，B4，あるいはA4サイズの紙を用いて，それを重ねて，あらかじめ用意されたボードに貼りつける方法が採用されてきました[1].しかし最近では，Word® や PowerPoint® 1枚で作成したスライドを，大きな紙や布製のポスター1枚に印刷してする方法もあります．この方法は，ポスターが紙製なら筒状の容器に入れて，また布製なら折りたたんで持ち運べることから利便性があります．

ポスターの多くは縦長方形形式ですが，主催学会側の発表の規定に基づき作

成します.

　ポスターの最上部には，タイトルがつきます．文字のサイズは 2.5〜3 cm 程度は必要です[1]．見出しには，タイトル，著者名，顔写真および共同演者名と各々の所属を記載します．代表発表者の大学の校章，研究機関あるいは施設のロゴマークをつけることもあります．一般的には，ポスターの要旨を見出しの下の左角上に張りつけます．または，最後の列に張りつけることもあります．

　ポスターは序論・仮説・目的・方法・結果・考察・結論・研究の限界・文献について記載します．なお，結果については，図・表・グラフなどを活用します．(図 7-1，7-2)．ポスターの印刷は，規定範囲内かつ可能な限り大きくしましょう．ポスター会場には多くの閲覧者が集まります．そのため，数 m 離れていても閲覧者が読めるようにします．

　ポスターは，閲覧者が直接見て，それに基づき，議論がなされます．ポスターは，議論のアウトラインとして活用されるためポスターは，色使いを駆使し，内容のみならず，視覚的にも閲覧者に注目されるようにします．

ポスター発表の実際

　ポスターの掲示および撤去の方法と時間は，主催者側の規定により決められています．主催者側の多くは，掲示時間内に発表者に待機するように求めます．その時間を使い，発表者は閲覧者との議論することが可能になります．

　座長によっては，時間を設定し，2〜4 分程度(時には 6 分程度)の内容の要旨について，発表者が口述で閲覧者に対し説明をするよう求められることもあります．

　また，発表者は，名刺交換に限らず，本研究に関連する論文の別刷りや連絡先が記載された発表内容の印刷物をポスター会場に持参することで，興味をもった閲覧者にわたすこともできます．

　ポスターでの発表は，発表や質疑応答をとおして，時間的に限られた口述に比べて，より長い時間，直接的に閲覧者らと議論できるよい機会です．お互いに顔を見合わせながら議論することが可能であるため，コミュニケーションを行いつつ，交流を深めるよい機会となります．

　また，ポスター会場は，学生，臨床経験の浅い若手やそれらの指導者が集う

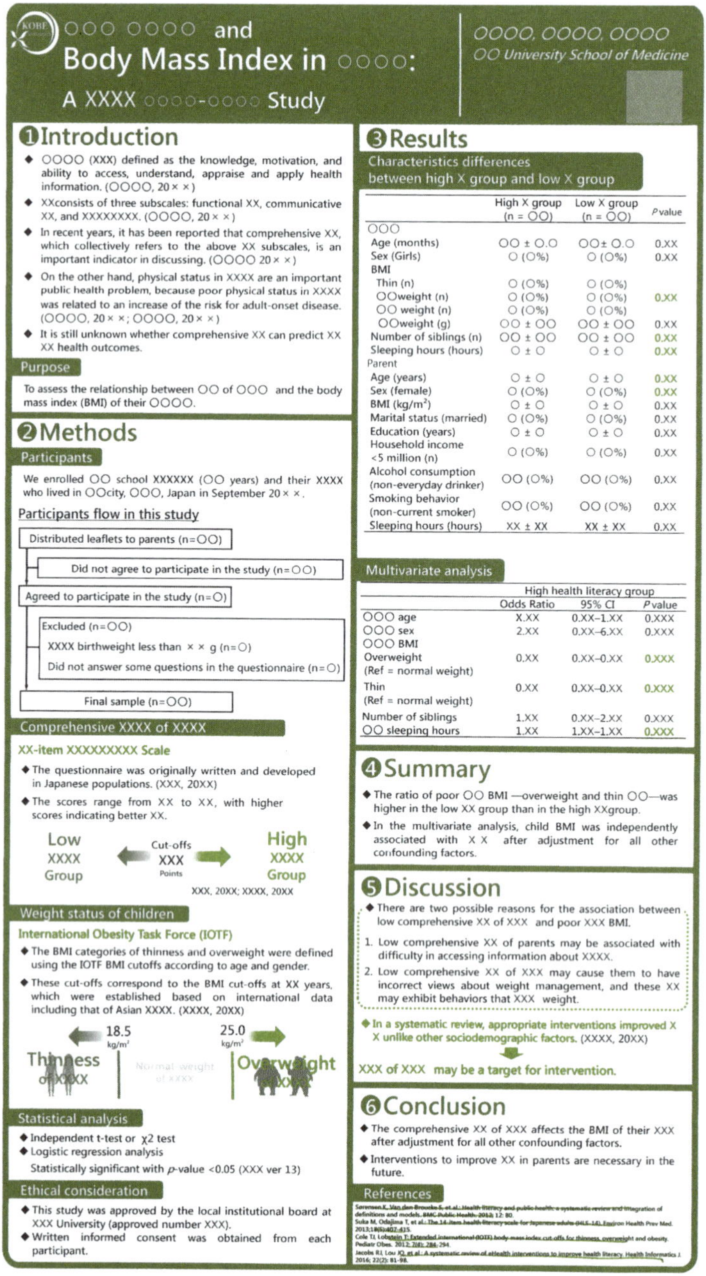

○○○ ○○○○ and Body Mass Index in ○○○○: A XXXX ○○○○-○○○○ Study

○○○○, ○○○○, ○○○○
○○ University School of Medicine

❶Introduction

- ○○○○ (XXX) defined as the knowledge, motivation, and ability to access, understand, appraise and apply health information. (○○○○, 20××)
- XXconsists of three subscales: functional XX, communicative XX, and XXXXXXXX. (○○○○, 20××)
- In recent years, it has been reported that comprehensive XX, which collectively refers to the above XX subscales, is an important indicator in discussing. (○○○○ 20××)
- On the other hand, physical status in XXXX are an important public health problem, because poor physical status in XXXX was related to an increase of the risk for adult-onset disease. (○○○○, 20××; ○○○○, 20××)
- It is still unknown whether comprehensive XX can predict XX XX health outcomes.

Purpose

To assess the relationship between ○○ of ○○○ and the body mass index (BMI) of their ○○○○.

❷Methods

Participants

We enrolled ○○ school XXXXXX (○○ years) and their XXXX who lived in ○○city, ○○○, Japan in September 20××.

Participants flow in this study

Distributed leaflets to parents (n=○○)
→ Did not agree to participate in the study (n=○○)
Agreed to participate in the study (n=○)
→ Excluded (n=○○)
XXXX birthweight less than ×× g (n=○)
Did not answer some questions in the questionnaire (n=○)
Final sample (n=○○)

Comprehensive XXXX of XXXX

XX-item XXXXXXXXX Scale

- The questionnaire was originally written and developed in Japanese populations. (XXX, 20XX)
- The scores range from XX to XX, with higher scores indicating better XX.

Low XXXX Group ← Cut-offs XXX Points → High XXXX Group
XXX, 20XX; XXXX, 20XX

Weight status of children

International Obesity Task Force (IOTF)

- The BMI categories of thinness and overweight were defined using the IOTF BMI cutoffs according to age and gender.
- These cut-offs correspond to the BMI cut-offs at XX years, which were established based on international data including that of Asian XXXX. (XXXX, 20XX)

← 18.5 kg/m² | 25.0 kg/m² →
Thinness of XXXX | Normal weight of XXXX | Overweight of XXXX

Statistical analysis

- Independent t-test or χ2 test
- Logistic regression analysis

Statistically significant with *p*-value <0.05 (XXX ver 13)

Ethical consideration

- This study was approved by the local institutional board at XXX University (approved number XXX).
- Written informed consent was obtained from each participant.

❸Results

Characteristics differences between high X group and low X group

	High X group (n = ○○)	Low X group (n = ○○)	*P* value
○○○			
Age (months)	○○ ± ○.○	○○± ○.○	0.XX
Sex (Girls)	○ (○%)	○ (○%)	0.XX
BMI			
Thin (n)	○ (○%)	○ (○%)	
○○weight (n)	○ (○%)	○ (○%)	0.XX
○○ weight (n)	○ (○%)	○ (○%)	
○○weight (g)	○○ ± ○○	○○ ± ○○	0.XX
Number of siblings (n)	○○ ± ○○	○○ ± ○○	0.XX
Sleeping hours (hours)	○ ± ○	○ ± ○	0.XX
Parent			
Age (years)	○ ± ○	○ ± ○	0.XX
Sex (female)	○ (○%)	○ (○%)	0.XX
BMI (kg/m²)	○ ± ○	○ ± ○	0.XX
Marital status (married)	○ (○%)	○ (○%)	0.XX
Education (years)	○ ± ○	○ ± ○	0.XX
Household income <5 million (n)	○ (○%)	○ (○%)	0.XX
Alcohol consumption (non-everyday drinker)	○○ (○%)	○○ (○%)	0.XX
Smoking behavior (non-current smoker)	○○ (○%)	○○ (○%)	0.XX
Sleeping hours (hours)	XX ± XX	XX ± XX	0.XX

Multivariate analysis

	High health literacy group		
	Odds Ratio	95% CI	*P* value
○○○ age	X.XX	0.XX–1.XX	0.XXX
○○○ sex	2.XX	0.XX–6.XX	0.XXX
○○○ BMI			
Overweight (Ref = normal weight)	0.XX	0.XX–0.XX	0.XXX
Thin (Ref = normal weight)	0.XX	0.XX–0.XX	0.XXX
Number of siblings	1.XX	0.XX–2.XX	0.XXX
○○ sleeping hours	1.XX	1.XX–1.XX	0.XXX

❹Summary

- The ratio of poor ○○ BMI —overweight and thin ○○—was higher in the low XX group than in the high XXgroup.
- In the multivariate analysis, child BMI was independently associated with XX after adjustment for all other confounding factors.

❺Discussion

- There are two possible reasons for the association between low comprehensive XX of XXX and poor XXX BMI.

1. Low comprehensive XX of parents may be associated with difficulty in accessing information about XXXX.
2. Low comprehensive XX of XXX may cause them to have incorrect views about weight management, and these XX may exhibit behaviors that XXX weight.

- In a systematic review, appropriate interventions improved XX unlike other sociodemographic factors. (XXXX, 20XX)

XXX of XXX may be a target for intervention.

❻Conclusion

- The comprehensive XX of XXX affects the BMI of their XXX after adjustment for all other confounding factors.
- Interventions to improve XX in parents are necessary in the future.

References

Sørensen K, Van den Broucke S, et al.: Health literacy and public health: a systematic review and integration of definitions and models. BMC Public Health. 2012; 12: 80.
Suka M, Odajima T, et al.: The 14-item health literacy scale for Japanese adults (HLS-14). Environ Health Prev Med. 2013;18(5):407-415.
Cole TJ, Lobstein T: Extended international (IOTF) body mass index cut-offs for thinness, overweight and obesity. Pediatr Obes. 2012; 7(4): 284-294.
Jacobs RJ, Lou JQ, et al.: A systematic review of eHealth interventions to improve health literacy. Health Informatics J. 2016; 22(2): 81-98.

図 7-1　ポスターサンプル 1

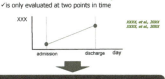

図7-2　ポスターサンプル2　　　　　　　　　　　　　　　　　　　　　　　　　　　（続く）

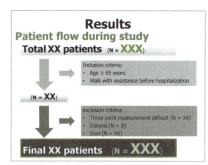
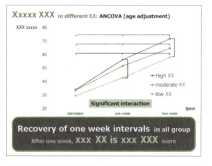

図7-2 ポスターサンプル2(続き)

場所でもあるため質疑応答に関する若手のトレーニングの場にもなります．またその場に居合わせる指導者らは，若手をよい方向性に導くためのメンターにもなるのです．

発表に際し，口述でもポスター発表でも利益相反(COI)の有無について，公表する必要があります[3]．利益相反については，**4-④**に詳しく解説されていますのでご参照ください．また，気をつけるべきことは，他人の業績を引用している場合には，引用文献として，出典を明確にすることです．他人の業績をあたかも自分の業績のようにすることは絶対にすべきではありません．

発表時，誰もが聴衆の前では緊張をしがちです．いくら経験年数を重ねても，毎回の発表では緊張するものです．そのため，「どっしりと落ち着く」ことを意識し，大きな声で，メリハリのある，高揚感のある発表をしましょう．そのためには，自身あるいは予演会などでの繰り返しの練習が鍵となります．なお，言うまでもありませんが，発表前あるいは後の座長，聴衆者，閲覧者および関係スタッフへの挨拶は欠かせません．

これまで，口述発表とポスター発表での要点と注意点につき述べてきました．いずれの発表においても大切なのは，聴衆が1つでも学び，それを持ち帰っていただくことです．それにより次の研究に活かしてもらえる可能性が出てきます．

引用文献

1) McCabe LL, McCabe ERB(著)：How to succeed in Academics. 諏訪邦夫(訳)：学者として成功する法. pp92-111, 総合医学社, 2002
2) 福田 洋：心を動かすプレゼンテーションの方法. 保健師ジャーナル 66：618-624, 2010
3) 神戸大学 学術・産業イノベーション創造本部：利益相反に関する資料等. www.innov.kobe-u. ac.jp/create2017/interest_conflict/link-document/index.html(2017.7.7 閲覧)

(井澤和大・笠原酉介)

```
②英語で発表してみよう！
```

英語の場合の定型的挨拶表現

　昨今，海外の学術集会では，英語および現地の母国語を学会での公用語としています．日本国内においても，学術集会によっては，日本語のセッションのみならず英語による国際セッションを設定しているところもあります．さらに，国内の学術集会でも，抄録の受け付け自体は，すべて英語のみというところもあります．この背景には，理学療法のグローバル化が大きく影響しているといえます．

　本項では，英語での発表の場合の定型的挨拶表現について，筆者らのこれまでの経験をもとにご紹介します．

英語文献レビューについての発表[1~7]

　まず，20分間の口頭発表（ORAL PRESENTATION 20 min.）で使う表現です．

●Greeting（初めの挨拶）

➢ Good afternoon (morning, evening), thanks you Dr. XX (chair person), distinguished colleagues, ladies and gentlemen.

➢ XX先生（司会），ご臨席の先生方，こんにちは（おはようございます，こんばんは）．

●Slide: Title（タイトル）

➢ It is my pleasure to present for my reviews the 'Sleep quality, exercise capacity, and nutritional status in relation to physical function and physical activity in XX patients.'

➢ 本日は「XX患者における睡眠の質，運動能力，栄養状態と，身体機能・身体活動の関

連」と題しましたレビューを発表させていただきます.

●Slide: Introduction and Purpose（序論と目的）

➢ Our previous studies suggested that cardiac patients with poor sleep quality, exercise capacity of less than 5 metabolic equivalents, or METs, and poor nutritional status tend to have lower levels of physical function, leisure-time physical activity, and health-related quality of life, or HRQOL.

➢ This summary assesses study 1 on sleep quality, study 2 on exercise capacity, and study 3 on nutritional status in these patients.

➢ われわれの以前の研究では，心疾患患者の睡眠の質が低く，運動能力が5代謝当量（METs）未満で，栄養状態が不良の場合は，身体機能，余暇の身体活動，健康関連QOL（HRQOL）が低い傾向があることが示されました.

➢ 本サマリーでは，心疾患患者を対象とした睡眠の質に関する研究1，運動能力に関する研究2，栄養状態に関する研究3の評価を行います.

　　　〜中略〜

●Slide: Conclusion（結論）

➢ In conclusion, these three studies values may be required for minimal physical function, nutrition, and physical activity in middle-aged and old XX patients.

➢ Future studies in longitudinal settings will be required to evaluate the effect of improvement of sleep quality, exercise capacity, and nutritional status on increases in physical function and physical activity of XX patients.

➢ 結論として，これら3つの研究から得られた結果は，中年および高齢のXX患者における最小限の身体機能，栄養，および身体活動にとって必要となる可能性があります.

➢ XX患者において，睡眠の質，運動能力，栄養状態の改善が，身体機能・身体活動に及ぼす影響を評価するために，今後長期的な研究が必要と考えられます.

●Greeting（最後の挨拶）

➢ Thanks for your attention for my presentation today!

➢ 本日はご清聴いただき，ありがとうございました.

英語口述セッションでの発表[1~7]

次に，8分間の口頭発表（ORAL PRESENTATION 8 min.）で使う表現です．

●Greeting（初めの挨拶）

➤ Thank you, Dr. XX and Dr. XX, and good afternoon (morning, evening) to you, distinguished colleagues, and ladies and gentlemen. It is my pleasure to present our study.

➤ XX先生，XX先生，ありがとうございます．そして，ご臨席の先生方，こんにちは（おはようございます，こんばんは）．われわれの研究について発表させていただきます．

●Slide: Introduction and Purpose（序論と目的）

➤ Previous studies have suggested that chronic heart failure, or CHF, patients generally fatigue easily due to their low exercise capacity.

➤ The regression slope relating minute ventilation to carbon dioxide output, the $\dot{V}E/\dot{V}CO_2$ slope, is widely used as an index of exercise capacity in CHF patients, and a value of greater than 34 is a predictor of mortality.

➤ これまでの研究から，慢性心不全（CHF）患者は，運動能力が低いために，概して疲れやすいことが示されています．

➤ 分時換気量と二酸化炭素排出量の関係，すなわち$\dot{V}E/\dot{V}CO_2$を表す回帰直線の傾きは，CHF患者における運動能力の指標として広く用いられており，この値が34を超えることは死亡の予測因子となります．

　　　　〜中略〜

●Slide Conclusion（結論）

➤ In conclusion, our study showed a negative correlation between $\dot{V}E/\dot{V}CO_2$ slope and Maximum Phonation Time.

➤ This cut-off value may be a useful target value for estimating exercise capacity and disease severity as well as for risk management of these patients.

➤ 結論として，われわれの研究では，$\dot{V}E/\dot{V}CO_2$の傾きと最大発声持続時間（MPT）の間には負の相関があることが示されました．

➤ このカットオフ値は，CHF 患者における運動能力と疾患重症度の推定，リスク管理に
有用である可能性があります.

● Greeting（最後の挨拶）

➤ Thank you very much for your attention to my presentation today!

➤ 本日はご清聴いただき，誠にありがとうございました.

英語ポスターセッションでの発表[1〜7]

最後に，英語でのポスターセッション 4 分間（POSTER PRESENTATION 4 min.）を想定した英語表現です.

● Greeting（初めの挨拶）

➤ Thank you, Dr. XX, and good afternoon (morning, evening) to you and distinguished colleagues. It is my pleasure to present our study.

➤ XX 先生，ありがとうございます.そして，ご臨席の先生方，こんにちは（おはようございます，こんばんは），われわれの研究を発表させていただくことを嬉しく思います.

● Poster: Introduction and Purpose（序論と目的）

➤ Maximum phonation time, or MPT, is widely used to evaluate maximum vocal capabilities of outpatients with functional or organic dysphonia, and also healthy subjects, because it is non-invasive, quick, and inexpensive.

➤ Our previous study showed a positive correlation between MPT and poor outcome in relation to indices of exercise capacity in patients with chronic heart failure, or CHF. However,

➤ Another report showed that low body mass index, or BMI is also associated with a poor outcome in CHF, and survival can be further impaired if CHF progresses to cardiac cachexia.

　　　〜中略〜

➤ 最大発声持続時間（MPT）は，機能性または器質性発声障害を有する外来患者，および健常者においても，最大発声能力の評価に広く用いられています.その理由は，非侵

241

襲的で，迅速かつ安価に実施できるためです．

➢ われわれの以前の研究では，慢性心不全(CHF)患者の転帰を左右する運動能力指標と，MPT には，運動能力の指標に関連する正の相関があることが示されました．しかし，

➢ 別の報告では，CHF において体格指数(BMI)が低いことも不良転帰と関連することや，CHF が心臓性悪液質に進行した場合は生存にさらなる悪影響を及ぼすことが示されました．

●Poster: Conclusion（結論）

➢ In conclusion, BMI correlated positively with MPT in all patients, and

➢ MPT values in the low BMI group were found to be significantly different compared with those in the normal and high BMI groups.

➢ 結論として，全患者において BMI は MPT と正の相関を示し，

➢ 低 BMI 群における MPT 値には，正常 BMI 群および高 BMI 群との間に有意差が認められました．

●Greeting（最後の挨拶）

➢ Thank you very much for your attention to our presentation today!

➢ 本日はご清聴いただき，誠にありがとうございました．

　いずれの発表においても，発表前と後に，座長，聴衆および閲覧者への挨拶，感謝の意を表します．なお，ここで示した例は，一部かつ参考程度にすぎません．詳細については成書をご参照ください[1,2,7]．

引用文献

1) Chiang MC，他：CD で学ぶ国際医学会発表テクニック．メジカルビュー社，2003
2) McCabe LL, McCabe ERB（著），諏訪邦夫（訳）：学者として成功する法．pp92-111，総合医学社，2002
3) Izawa KP, et al：Long-term exercise maintenance, physical activity, and health-related quality of life after cardiac rehabilitation. Am J Phys Med Rehabil 83：884-892, 2004
4) Izawa KP, et al：Differences in maximum phonation time based on body mass index in chronic heart failure patients. Int J Cardiol 1：200-202, 2015
5) Izawa KP, et al：Relation between VE/VCO2 slope and maximum phonation time in chronic heart failure patients. Medicine (Baltimore).：e306, 2014

6) Izawa KP, et al：Relationship of thresholds of physical performance to nutritional status in older hospitalized male cardiac patients. Geriatr Gerontol Int 15：189-195, 2015

7) Byrne DW（著），木原正博，木原雅子（訳）：国際誌にアクセプトされる医学論文─研究の質を高める POWER の原則．メディカル・サイエンス・インターナショナル，2000

（井澤和大・笠原酉介）

③論文化のルール，これだけは！

学術論文執筆の注意点

　論文には，大きく学術論文(academic article)，総説(review)，短報(short communication)，速報(rapid communication)，国際会議プロシーディング(refereed international conference proceedings)などがあります[1-4]．本項では，学術論文に焦点を定めて述べます．

　論文はカバーレター，タイトルページ，要約(abstract)とキーワード，本文（緒言，対象と方法，結果，考察と結論），謝辞，文献，図表から構成されることがほとんどです．

タイトルページ

　タイトルページに記述するタイトルは，読者に読んでもらうための，重要な手掛かりとなります．学術雑誌の閲覧のみならず，ウェブ上での論文の検索，引用された文献の内容などを含め，著者の名前と同様に最初に見られるものです．タイトルは研究内容を十分に反映しかつ簡潔に記載されます．

　タイトルによっては，読者の興味を引くことなく，本文は読まれずに見過ごされる可能性もあります．研究の成果は，読者に読まれてこそ活きるものです．優れたタイトルを作成するために時間を費やすことは珍しくありません．

　タイトル作成には，①研究内容から，読者に対するメッセージを導く文章・フレーズをいくつか作成する，②さまざまなタイトル案から，用語・表現を照合させ焦点を絞る，③タイトルに活用したいキーワードのリストを作成し，そこから数パターンのタイトルを挙げ，最もよいものを選ぶという方法など[1-4]があります．なお，投稿する雑誌によってはタイトルの文字数の制限が規定されていることもあるので注意が必要です．

244

いずれにせよ，完成後には，数日間，作成したタイトルを寝かせてから，再度修正を行うようにします．それにより，よりよいタイトルになる可能性もあります．

著者の順序

筆頭著者，共著者，責任著者の選出とその順序の決定は，慎重に行われます．

筆頭著者は，主として実際に研究を遂行しかつ原稿の初めの草案も作成している者が妥当です[1-4]．筆頭著者，共著者，責任著者（corresponding author）の各々が研究論文のどの部分に，どの程度の役割を果たし，かつ貢献しているか？について明確にします（著者資格については，4-①をご参照ください）．

学術雑誌によっては，論文を投稿する際に，提出するカバーレターに，筆頭者および共著者のうち，どの著者が，どのような役割を担っているのか？を明確に記載するように求められます．当然，著者らには，その論文に対して責任を負うという責務があります．したがって，論文に対して何の貢献もなく，著者としてだけ，名前だけ連ねるのは，厳に慎むべきことです．

論文の名前の順序は，主に筆頭著者の直接指導者が第2番目の共著者として，また責任著者あるいは研究室の総責任者が最後に記載されます．もちろん，責任著者あるいは研究室の総責任者が直接指導者として第2番目に記載される場合もあります．筆頭著者，共著者，責任著者の名前の掲載順番は，主にその研究グループや施設の方針に則り，総責任者により判断されます．したがって，常日頃から，研究や論文作成に際し，直接指導者，責任著者，そして総責任者への「報告・連絡・相談（ほう・れん・そう）」が必須です．すなわち，常日頃から研究グループ間や施設間での連携をとることがスムーズな論文作成への近道ともいえます．

論文では，筆頭著者，共著者そして責任著者の所属と連絡先が記載されます．一般的には，その論文の責任著者の連絡先（所属先の住所，電話番号，電子メールアドレスなど）が記載されます．つまり，論文の投稿および返信などのやり取りは，筆頭著者とは限りません．むしろ責任著者が担う役割です．この理由の1つとしては，筆頭著者が共著者や責任著者の了承を得ないまま，単独で投稿するという危険を回避するということが挙げられます．

キーワードと要約

　キーワードの選定についても慎重に行われます．なぜなら，多くの文献検索は，そのキーワードの索引をもとになされるため，文献の特徴を表現するのに適切な語が必要となるのです．その数は，雑誌により規定されていますが，3〜6ほど挙げます．

　要約は，タイトルの次に重要視されます．読者が論文を検索した際には，この要約を見たうえで，本論文を読むか否かの判断にも結びつきます．要約は，主に序論，目的，方法，結果，結論からなります．要約には，インパクトのある明白で理解しやすい内容が求められます．なお，要約では，略語や特定の人々の間でしか通用しないような言葉は極力用いません．要約は，各学術雑誌によって，ワード数，内容や書式が規定されており，近年，構造化要約（structured abstract）が広く用いられています．

　構造化要約とは，研究の目的・デザイン・方法・結果・結論など，その本論文の項目と同じ構造にて，内容が簡潔にまとめられているものです[4]．すなわち，構造化要約を読むことで，読者は短時間で本論文の内容を理解することができ，また，他の類似する論文との比較もしやすくなります[4]．

本文

●序論でアピールせよ

　序論（introduction）は，自らの研究の必要性や目的を明確にするための重要なセクションです．序論は，大きく3つのパラグラフに分けて記載されます．まず，①本研究の背景とその重要性について，用語の定義を含め記載します．次に，②研究の歴史的背景とそれに関連する先行研究を示します．最後に，③研究の仮説と目的を記載します．この部分は，研究の概略について簡潔に述べます．そのため，研究の要約とも類似します[1-4]．

　②のパラグラフは，①や③と比較し，引用する文献によりますが，一番長いパラグラフになります．この序論で引用する文献は，考察で用いる文献ではな

表7-1　表の表記例

TABLE X Clinical characteristics of the patients				
Characteristic	Group A	Group B	t or χ^2 value	P value
No. of patients	○○	○○		
Age (yrs)	○ ± ○	○ ± ○	X.X*	<0.X
Male (%)	○	○	X.X	X.X
BMI (kg/m^2)	○ ± ○	○ ± ○	X.X*	<0.X
Employed (%)	○	○	X.X	0.X
Married (%)	○	○	X.X	0.X
LVEF (%)	○ ± ○	○ ± ○	X.X*	0.X
BNP (pg/ml)	○ ± ○	○ ± ○	−X.X*	0.X
NYHA class (I/II/III)	○ / ○ / ○	○ / ○ / ○	X.X	<0.X
Etiology (%)				
Cardiomyopathy	○	○	X.X	0.X
Previous MI	○	○		
Arrhythmia	○	○		
CABG/VR	○	○		
Medications (%)				
Beta-blockers	○	○	X.X	X.X
ARB	○	○	X.X	X.X
ACEI	○	○	X.X	X.X
Diuretic	○	○	X.X	X.X

ACEI, angiotensin converting enzyme inhibitor; ARB, angiotensin receptor blocker; BMI, body mass index; BNP, brain na-triuretic peptide; CABG, coronary artery bypass grafting; LVEF, left ventricular ejection fraction; MI, myocardial infarction; NYHA, New York Heart Association; VR, valve replacement.

＊ t value.

いことに注意してください．

●対象と方法は詳細に

　方法(method)は，読者が論文で行われた方法を活用し，再現できるということが重要です．それがすなわち，論文の科学性につながります．そのため，方法は詳細に記載される必要があります．方法では，研究のデザイン，測定項目など，小さな見出しを用いて分割されます[1-4]．例えば，対象は，年齢，性，BMI，就労の有無，婚姻，重症度，基礎疾患，薬剤情報などの属性を記載します(表7-1)．

仮に症例を提示する際には，対象者の情報が，名前やほかの属性により特定されないようにします．必要に応じて写真を掲載する際には，口頭のみならず書面での同意が必要です．なお，顔写真は個人が特定されないようにモザイクなどの修正をします．

測定および調査方法については，機器やアンケート調査においても，その方法の信頼性および妥当性が検証された論文を検索し引用します．そのほか，既に発表されている方法を用いる場合はもちろんのこと，過去の方法に修正を加える場合にも必ず文献を引用し，その修正内容も記載します．

●測定方法の表記例[6, 7]

The 10-m gait test was performed on flat ground along a 10-m line at a gym. Each patient was requested to walk as fast as possible on the 10-m line[文献No.].

Testing was performed at a maximum of five repetitions for knee extensors at isokinetic speeds of 60°/sec. Isokinetic test results were analyzed with the BIODEX System 2 software[文献No.].

10m 歩行試験は，体育館で平坦な床上に 10m のラインを引いて実施した．各患者に，10m のライン上をできるだけ速く歩くよう指示した[文献No.]．

筋力テストは，膝伸筋に対して 60°/秒の等速度で，最大 5 回反復して実施した．等速運動試験の結果を，BIODEX System 2 ソフトウェアを用いて解析した[文献No.]．

●アンケート調査方法の表記例[7]

General health-related quality of life (HRQOL) was measured with the Medical Outcome Study 36-Item Short Form Health Survey (SF-36). The SF-36 consists of 36 items representing 8 subscales that cover the domains of physical functioning, role-physical, bodily pain, general health, vitality, social functioning, role-emotional, and mental health. The SF-36 is a standardized, generic HRQOL measurement instrument that has been validated in the general Japanese population[文献No.]. It measures multidimensional properties of HRQOL on a scale ranging from 0 to 100, with lower scores representing a lower HRQOL; a high score indicates a superior HRQOL[文献No.].

全般的な健康関連 QOL（HRQOL）の評価を，Medical Outcome Study 36-Item Short Form Health Survey（SF-36）を用いて実施した．SF-36 は 36 項目からなり，8 つのサブスケールは，身体機能，日の役割，体の痛み，全体的健康感，活力，社会生活機能，精神的役割，

心の健康の各領域をカバーしている．SF-36 は標準化された全般的 HRQOL の評価ツールであり，日本人一般集団において妥当性が確認されている[文献No.]．SF-36 は 0～100 のスケールを用いて HRQOL の多次元にわたる性質を評価し，スコアが低いほど HRQOL が低く，スコアが高いほど HRQOL が高いことを表す[文献No.]．

●使用機器表記例[6, 7]

使用機器については，その製品，会社名，都市，国などを記載します．

These indices were determined with the Kenz Lifecorder EX 1-axial accelerometer (Suzuken Co., Ltd., Nagoya, Japan), a validated device with good reliability[文献No.]．

The BIODEX System 2 isokinetic dynamometer (BIODEX Medical Systems, Inc., New York, NY, USA) was used for measurement of knee extension muscular strength as an index of lower limb muscular strength[文献No.]．

> これらの指標の測定は，1 軸加速度計ライフコーダ EX（株式会社スズケン，名古屋）を用いて実施した，このツールは，信頼性が高いことが確認されている[文献No.]．
> 下肢筋力の指標とした膝伸筋力の測定は，等速性筋力測定器 Biodex System 2（Biodex Medical Systems, Inc., New York, NY, USA）を用いて実施した[文献No.]．

●統計学的手法の表記例[6, 7]

統計学的手法においても，その解析方法について論文を引用します．また，統計学的有意差判定基準も明確にします．多くの雑誌では統計学的検定力（パワー）を明示し，必要なサンプルサイズがあることが求められます．統計学的検定力は，観察された事実（データ）がどれほど確かであるかを確認するために必要です．

A p value of <0.05 was considered to indicate statistical significance.

> p<0.05 の場合に，統計学的有意とみなした．

解析に使用したソフトについては，機器と同様に，その製品名，会社名，都市，国等を記載します．

Statistical analyses were performed with IBM SPSS 22.0 J statistical software (IBM SPSS Japan, Inc., Tokyo, Japan).

> 統計解析は，IBM SPSS 22.0J 統計解析ソフトウェア（IBM SPSS Japan, Inc., 東京）を用いて実施した．

●倫理的配慮の表記例[6, 7]

　倫理的配慮については，研究を計画する段階において，人あるいは動物を対象とする倫理審査委員会の承認が必要です．多くの論文では，倫理審査委員会の組織名および承認番号の記載が必要とされます．倫理審査委員会については，**4-②**を参照してください．

　The ethics committee of the ○○ University (Hospital) institutional committee on human research approved the study, and written informed consent was obtained from all patients (Approved no. ○○).

　○○大学(病院)施設内臨床研究審査委員会の倫理委員会から本研究の承認を得て，全患者から書面でインフォームド・コンセントを取得した(承認番号○○).

●結果の表記の注意点

　結果(results)の表記には，表や図を活用します．そのうえで，研究のデザインの順序に見出しをつけます．結果は，方法にて提示した統計学的手法に基づき明確に記載されます．結果の表記は，パーセント，標準偏差，標準誤差について示します．

　本文中に記載する図や表の説明は，最小限にとどめます．また，図や表で説明されている内容と同じことを本文中において繰り返さないように注意します．なお，結果は，方法にて設定した統計学的有意差判定基準に基づき表記されます．したがって，有意か否かついては，判定の記載は，あいまいな表現は避け，設定した基準に基づいて記載します．

●図の表記例[5-7]

　There was a positive correlation between gait speed and physical activity as measured by average daily number of steps ($r=0.X$, $p<0.X$) in all patients (Figure X).

　全患者において，歩行速度と，１日当たり歩数の平均で評価した身体活動との間に，正の相関が認められた($r＝0.X$, $p＜0.X$)(図X).

●表の表記例(表7-2)[5-7]

　After using one-way analysis of covariance to adjust for age, we found significant differences between the two groups in gait speed and average daily step count in the

表7-2 表の表記例

TABLE X Differences in gait speed and physical activity				
Variable	Male	Female	F Value	P Value
No. of patients (n)	XX	XX		
Gait speed (m/s)	○ ± ○ (○.○-○.○)	○ ± ○ (○.○-○.○)	X.X	<.00X
Average daily step count (steps)	○.○ ± ○.○ (○.○-○.○)	○.○ ± ○.○ (○.○-○.○)	X.X	<.00X

Values are shown as mean ± standard deviation (95% confidence intervals) unless otherwise noted.

patients. Gait speed and average daily step count in the males were all significantly higher than those in the females (Table X).

年齢を補正した一元配置共分散分析（ANCOVA）を実施したところ，歩行速度と１日あたり平均歩数に２群間で有意差が認められた，男性の歩行速度および１日あたり平均歩数は，いずれも女性よりも有意に大きいことが示された（表X）．

●考察の表記例①

考察（discussion）は，一般的には３つのパラグラフより構成されます．まず初めに，本研究の結果を簡潔にまとめます．本研究結果から本研究の仮説が研究の目的に合致しているか否かについて論理的に記載します．

To our knowledge, this is the first time to report a difference in the amount of XX performed, which appeared to be related to XX in the present study's patients. The results suggested that XX patients with sarcopenia might have a reduced level of XX when evaluated by XX.

われわれの知る限り，本研究は，実施されたXXの量に差があることと，これが本研究の患者においてXXと関連するようであることを報告した初めての研究である．この結果から，サルコペニアを呈するXX患者では，XXにより評価したXXレベルが低い可能性が示された．

次に，本研究が①先行研究とどのように関連するのか？ ②相違はあるのか？ などを記載します．それを踏まえ，本研究の当該領域での意義や貢献度について記述します．また，先行研究で示されていた限界について，本研究でそれは改善可能であったか？ さらに，より明らかになった点は？ などについ

ても記載します.

先行研究と本研究との結果の類似または相違している点については,その根拠となる点を詳細に述べます.

●考察の表記例②

In the present study, the ratio of patients taking a XX medication was significantly lower in the A group than in the B group (Table X). There are many differences between the findings of the XX et al. study and our study (e.g., different disease etiologies and levels of disease severity), and we could not determine any mechanism for the effect of XX by YY. XX users may experience beneficial effects on XX. However, we did not evaluate improvements in XX or YY, or a XX in events such as XX in the present study. Thus, these factors need to be evaluated in a future study.

本研究において,XX 剤を使用している患者の割合は,A 群では B 群と比較して有意に低かった(表 X).XX らの研究と本研究の結果の間には多くの違い(例:病因や疾患重症度レベルの違い)があり,本研究では YY による XX の作用機序を明らかにできなかった.XX 使用者は,XX に対する有益な効果が得られる可能性がある.しかし,本研究では XX または YY の改善について,あるいは XX などのイベントにおける XX について評価を行わなかった.したがって,今後の研究ではこれらの因子の評価を行う必要がある.

●研究の限界の表記例

多くの研究には,限界があります.「限界のない研究はない」といっても過言ではありません.したがって,本研究での限界点についても明確に示します.

Limitations in this cross-sectional study include its very small sample size and inclusion of only ZZsubjects; therefore, XX-related differences could not be evaluated. We did not evaluate cause and effect relationships between XX threshold and XX status.

In addition, XX diseases may limit XX independent of XX, so future studies are required to evaluate this relationship further.

本横断研究の限界として,研究対象集団がきわめて小さかったこと,および ZZ 患者のみを組み入れたことなどが挙げられる.したがって,XX に関連する差を評価することはできなかった.本研究では,XX カットオフ値と XX の状態との間の因果関係の評価は行わなかった.

さらに,XX 疾患は XX とは独立して XX を抑制する可能性があるため,今後の研究では

この関連についてさらなる評価を行う必要がある.

●結論の過度な推論は NG

最後に，研究の結論を述べます．ここでは，本研究の臨床への影響あるいは推論などを記載します．その際，必要に応じて，将来の方向性について示すこともあります．特に注意すべき点として，結論は，研究結果から導き出されるものに限り，過度な推察や誇張は控えるようにします．

●結論の表記例

Compared with XX patients without XX, the XX in those with XX were significantly lower. The cutoff values reported here may be one of the useful values for identifying XX patients with XX.

> XX を有する患者では，XX を有しない XX 患者と比較して XX が有意に高かった．本研究で報告したカットオフ値は，XX を有する XX 患者を同定するうえで有用な値の 1 つであると考えられる．

●文献の引用の例

文献(reference)は，必ず投稿予定の雑誌の規定に沿って引用します．文献の記載の書式は，雑誌ごとに異なるためです．また，文献は正確かつ適切に引用します．ある論文に引用され，記載されている文章をそのまま引用するべきではないということです．必ず，原論文の内容の把握はもちろんのこと，タイトル，著者名，号数，ページ数，年数などの記載を厳密に確認したうえで，引用します．

時には，引用したい文献が「印刷中」ということもあります．その際には，ページ数や発行年数などの情報の記載がありません．このような場合にも投稿する雑誌の規定に基づき正確に記載するようにします．なお，印刷中の論文については，刊行している出版社での購入あるいは責任著者連絡先に直接メールで問い合わせることで，入手が可能な場合もあります．

1) K. P. Izawa, S. Watanabe, K. Oka, Y. Kasahara, Y. Morio, K. Hiraki, Y. Hirano, Y. Omori, N. Suzuki, K. Kida, K. Suzuki, Y. J. Akashi, Respiratory muscle strength in relation to sarcopenia in elderly cardiac patients, Aging Clin Exp Res 2016 Jan 22. [Epub ahead of print]

2) Izawa KP, Watanabe S, Oka K: Relationship of thresholds of physical performance to nutritional status in older hospitalized male cardiac patients. *Geriatr Gerontol Int* 2015; 15: 189–195.

引用文献

1) Byrne DW(著), 木原正博, 木原雅子(訳): 国際誌にアクセプトされる医学論文—研究の質を高める POWER の原則. メディカル・サイエンス・インターナショナル, 2000

2) Chiang MC, 他(著): CD で学ぶ国際医学会発表テクニック, メジカルビュー社, 2003

3) McCabe LL, McCabe ERB(著), 諏訪邦夫(訳): 学者として成功する法. pp92-111, 総合医学社, 2002

4) Hall GM: How to write a paper, second edition. pp1-56, BMJ Books, 2002

5) 構造化要約 http://canscreen.ncc.go.jp/yougo/15.html(2017/7/7 閲覧)

6) Izawa KP, et al: Differences in daily in-hospital physical activity and geriatric nutritional risk index in older cardiac inpatients: preliminary results.Aging Clin Exp Res 26: 599-605, 2014

7) Izawa K, et al: Improvement in physiological outcomes and health-related quality of life following cardiac rehabilitation in patients with acute myocardial infarction. Circ J 68: 315-320, 2004

(井澤和大・笠原酉介)

④図表作成のポイント

図表作成のポイント

　図は，グラフ，棒など不定形なもので構成されるもので，表は，文字と数字および縦横の線により作成されます．なお，文献から引用された表や図については必ずその出典について明記します．また，**7-③**に述べたように論文に掲載される表や図は独立しているため，内容は重複しないようにします[1-6]．

　図表での作成の前には，まず本論文に記載される情報として，文章あるいは図表のいずれで伝えるべきか？について検討します．図表を用いる場合，それら各々が独立しかつ十分な情報が含まれるように作成します．いずれも読者にとって視覚的に理解されやすいものが好まれます．

　雑誌によっては，図表の数が制限されます．また，論文を提出する際の画像の解像度，文字や数字のフォントスタイル，ファイルの書式などについても設定されています[1-3]ので，まず投稿規定を確認することが重要です．図表は，白黒やグレースケールまたは色刷りで作成されます．しかし，色刷りで作成される図表は，掲載時に別途料金が請求される場合もありますのでその確認が必要です．

図の作成

　図の作成には，主として表計算ソフトやプレゼンテーションソフトであるExcel® や PowerPoint® などが用いられます．

　図は，その下に番号とタイトルが記載されます．図はその多くは白黒で，またカラーでも作成されます．図を白黒で作成すると，論文を白黒でコピーをした際に，原本と同じ色合いになるため，理解しやすいという利点もあります[1-6]．複数の線を区別する場合には，実線や破線が用いられます．図は可能

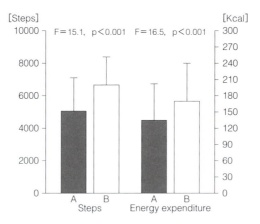

Figure X Differences in physical activity between two groups[7]
A：A group，B：B group

図 7-3　図の作成例

表 7-3　表の作成例

TABLE X Handgrip strength, gait speed, and skeletal muscle index in the groups[7]

	A group(n＝XX)	B group(n＝XX)	t value	p value
Handgrip strength(kgf)	23.7±1.3	31.3±1.2	-4.9	＜0.001
Gait speed(m/sec)	1.2±0.1	1.4±0.1	-3.5	0.001
Skeletal muscle index (kg/m^2)	5.9±0.1	7.9±0.1	-9.1	＜0.001

Values are mean ± standard error.

な限り大きく作成します．なお，縦横のラベルおよびそれらの単位などの情報も忘れずに記載します[1-6]（図7-3）．

表の作成

　なお，論文投稿時には，表はWord®などの文書作成ソフトでの作成ならば1ページごとに記載します．表の上には番号とタイトルを記載します．罫線は表の一番上の部分は太線，それ以外は細線で記載します．基本的に縦線は用いません．統計学的指標の表示や略語については，表の下の段に記載します．
　表中の数字は，小数点なら，それ以下の行数を統一します．また小数点の位

7 研究の果実 ここまで来たらあとは発表するだけ

置は，縦方向でそろえます[1-6] **(表7-3)**[7].

文献

1) Byrne DW（著），木原正博，木原雅子（訳）：国際誌にアクセプトされる医学論文―研究の質を高める POWER の原則．メディカル・サイエンス・インターナショナル，2000

2) Chiang MC，他：CD で学ぶ国際医学会発表テクニック，メジカルビュー社，2003

3) McCabe LL, McCabe ERB（著），諏訪邦夫（訳）：学者として成功する法．pp92-111，総合医学社，2002

4) Supporting Developing Country editage Insights http://www.editage.jp/insights/（2017.7.7 閲覧）

5) Researchers in Publishing Their Work http://www.authoraid.info/en/resources/details/1043/（2017.7.7 閲覧）

6) Guidelines for the preparation of Figures http://media.wiley.com/assets/7323/92/electronic_artwork_guidelines.pdf（2017.7.7 閲覧）

7) Izawa KP, et al：Sarcopenia and physical activity in older male cardiac patients. Int J Cardiol 1：457-461, 2016

（井澤和大・笠原酉介）

⑤どの雑誌に投稿する？

投稿先の選択と投稿規定の確認

投稿先を検討する

　論文を執筆する際には，まず始めにどの雑誌に投稿するかを決めておきます．その際，自分の研究テーマとその雑誌の読者の興味が一致していることが重要です．これまでに説明したように，論文原稿の構成や図表の作成の方法も各雑誌の投稿規定に従っていることが前提です．

　研究論文の投稿先の選択に関しては，誰もが「この論文は，はたしてどこに投稿したらいいだろうか？」と少なからず迷うことでしょう．まず特定の雑誌を選択する前に，自分自身が「どの分野のどの雑誌に興味があるか？」について考えてみましょう．それは，基礎分野あるいは臨床分野かもしれませんし，雑誌は，一般雑誌，専門雑誌，新しい雑誌，伝統ある雑誌，総説あるいは研究論文を主に掲載しているなど，さまざまです．なかには，諸事情により，廃刊となった雑誌もあります[1-3]．

　ある程度，投稿先の雑誌候補が絞れたなら，近い年数において掲載されている論文の種類や内容を吟味します．そのうえで自分自身の論文が掲載されたと想定し，読者の立場になって，選択した雑誌上での本論文が興味を引く内容か否かについて再度検討します．

　投稿したい雑誌の種類の選定が決まった後は，具体的な雑誌を抽出します．その際には，少なくとも3〜5つ程度の雑誌を選ぶようにします．

　第一番目は，PubMed[4]，**CiNii** Articles[5]，Embase[6]などに収載され，インパクトファクター[7]やh-index[8]が高いレベルの雑誌を2つ選びます．二番目としては，PubMed，**CiNii** Articles，Embase などに収載され，かつ論文の受理の可能性がある同程度の雑誌を2つ選びます．3つめは，PubMed，**CiNii** Articles，Embase などに掲載され，あるいは収載されていなくても受理の可能性があり

そうな雑誌を1つ選びます.

候補雑誌の順に準備を進める

このようにある程度の投稿先の雑誌をレベル分けしておくと，一番目の雑誌にてreject（却下）されても次の候補の雑誌へすぐに投稿する準備に取り掛かることができます.

なお，ここでは，一番目の雑誌として2つの雑誌を選択しています.これは，2つの雑誌のどちらかに投稿した段階ですぐに，もう一方を，投稿規定に沿って書式を変更しておきます.

ただし原則として，同時期に同じ内容の論文を複数の雑誌に投稿すること（二重投稿）はできません.

仮に先に投稿した論文が却下された場合には，即日別へ投稿できるという点でも時間短縮につながります.もちろん，この方法は二番目の雑誌においても活用可能です.なお，雑誌によっては，投稿しても査読にも至らず1日あるいは2日で却下になることがあります.

掲載までの期間もチェックしよう

投稿後の査読期間を経て掲載に至るまでに要する期間についても吟味します.一般的に雑誌には，投稿日，修正論文受諾日，論文受諾日などが記載されています.雑誌によっては，これらの情報について記載がないこともあります.また，投稿の時期によっては，受諾の時期が11月や12月あるいは翌年の1月以降になることもあります.すなわち，投稿から受諾まで年度を跨ぐという可能性が出てきます.さらに，年間の雑誌の刊行数も調べておきましょう.年間刊行数が少ない雑誌では，受諾された論文が実際に掲載されるまでに長期間を要する可能性もあるためです.

雑誌にもよりますが，投稿後には，雑誌の編集人や査読者の選定が行われます.その選定の期間だけでも1〜2週間ほど要します.

幸いにも論文が査読まで進行したら，それまでの期間は結果待ちとなりま

す．その間，ほかの論文の作成などに時間を費やすのもよいでしょう．査読期間は，2〜4週間程度です．それを経過しても何も連絡がない場合には，オンライン投稿先にあるメールアドレス宛に進行状況の確認の連絡をしてもよいでしょう．雑誌によっては，有料による早期査読制度を導入しているところもあるのでそれを利用することも可能です．

　投稿規定はその雑誌の最新版を閲覧します．投稿する論文が投稿先の規定に沿っていない場合には，リジェクトあるいは返却されてしまうため，かえって時間を要します．また，投稿規定に沿っていない場合には，他の雑誌へ投稿したものをそのまま転用しているともとられる可能性があります．

査読者の話

　雑誌を投稿するうえで重要なことは，投稿規定を熟読し，それに沿って投稿することです．特に，投稿先の編集の方針についても熟読しておきます．

　査読者は，雑誌の編集者や編集協力者から選定されるとは限りません．雑誌によっては，投稿者が査読者を数名(おおよそ3名)選出する場合もあります．ただし，その場合には，投稿者と個人的にあるいは職種的にも利害関係がない人を選出しなくてはなりません．つまり，研究指導者や同じ組織の者は通常，査読をすることはできません．

　逆に，雑誌によっては，査読者となってほしくない者を選定するように投稿者に求められる場合もあります．この背景には，仮に投稿者の当該領域の競争相手側が査読者となった場合に，投稿論文に対し競争相手側が不利益をもたらす可能性も否定できないからです[3]．

　また，編集協力者に限らず，当該領域の論文内容に関連する研究を行っている別の組織の者が査読者となることも多々あります．

投稿は研究の責任者に相談してから

　いずれにせよ，投稿雑誌の選択に関しては，筆頭著者のみで決めるものではなく，共著者や責任著者および研究の総責任者と相談のうえで決めるべきで

す．さらに，雑誌により，論文発表前の段階では，公表を禁止していることがあります．例えば，当該論文が学位（修士号や博士号）論文である場合，学位授与後に，その授与機関がインターネットでの学位審査内容と主論文を公表する場合もあります．しかし仮に，雑誌への掲載論文が公表を禁止している場合には，それは不可能となります．こうしたことは，昨今よくあることですから，十分な注意を要します．

英語論文ではネイティブ・チェックが望ましい

なお，英語による執筆の際には最終的に投稿する前に，英語を母国語とする人物や英語論文の修正編集を専門とする業者に依頼してネイティブ・チェックをしておくことが望ましいでしょう．国内であっても英文雑誌によってはネイティブ・チェックを義務づけているところもあるので，投稿規定を確認しておく必要があります．ひとくちに英語論文といっても，アメリカ圏とヨーロッパ圏では，語のニュアンスの差異などもあります．学術論文の修正編集を専門とする業者では，文法上の修正のみならず，用いる単語や語彙を適切なものに修正したうえで，投稿する雑誌の投稿規定に準じて編集してくれるので，費用はかかりますが有用です．

文献

1) Byrne DW（著），木原正博，木原雅子（訳）：国際誌にアクセプトされる医学論文—研究の質を高める POWER の原則．メディカル・サイエンス・インターナショナル，2000
2) Chiang MC，他（著）：CD で学ぶ国際医学会発表テクニック，メジカルビュー社，2003
3) McCabe LL，McCabe ERB（著），諏訪邦夫（訳）：学者として成功する法．pp92-111，総合医学社，2002
4) PubMed https://www.ncbi.nlm.nih.gov/pubmed（2017.7.8 閲覧）
5) CiNii http://ci.nii.ac.jp/（2017.7.8 閲覧）
6) Embase http://jp.elsevier.com/online-tools/embase（2017.7.8 閲覧）
7) インパクトファクターについて http://ip-science.thomsonreuters.jp/ssr/impact_factor/（2017.7.8 閲覧）
8) h-index（h 指数/h 指標）http://letterpress.information.jp/science/glossary/hindex/（2017.7.8 閲覧）

（井澤和大・笠原酉介）

⑥ルールを知らないと大変！？

国際誌への投稿と査読者への返信

　投稿規定については，先に述べました(7-⑥)．本項では，国際誌への投稿について解説します．

国際誌への投稿，今昔

　ひと昔前は，国内の雑誌や国際誌への投稿は郵送で行うことがほとんどでした．筆者らもかつて，国際誌に郵送で投稿していました．その際，投稿した後，数か月かけて編集者や査読者とやり取りをしたものでした．

　郵送の場合には，投稿先の規定にもよりますが，本論文，図表の原文とそのコピー，フロッピーディスク，ミニディスク，USB メモリなどの電子媒体と返信先を記入した返信用封筒を同封し，国際郵便で郵送するという手続きをしていました．しかし，時には，投稿先に原稿が届かず，数か月後にあて先不明にて投稿論文が手元に戻ってきたという経験もしたことがあります．

　昨今，電子投稿が主となっています．そのため，投稿に際し，不備がある際には，その時点で受け付けがなされません．また，いったん受け付けされたとしても，即日，書類や情報入力の不備にて投稿先から修正の連絡が入ることもあります．そのやり取りだけでも時間を要しますから，規定に沿って，正確に投稿することをお勧めします．

共著者への連絡

　なお，投稿時(あるいは論文受諾後)に著作権に関する声明をする必要があり

262

ます[1]．具体的には，規定に基づき，筆頭著者および共著著者全員（筆頭者のみの場合もあります）が各々署名し，それらを JPG や PDF ファイルなどへ変換し，電子媒体にて提出します．論文投稿前には，共著者全員に，論文に目を通してもらい，期限を定めて必要に応じてコメントをもらうようにします[1]．修正の要求があれば，修正します．その際，共著者には，期限内に連絡がなければ，修正は必要ないものとして，投稿を進めることを伝えておくとよいでしょう．投稿終了後は，電子媒体による最終原稿を共著者にも送付します[1]．

投稿後の原稿の状況に関しては，必要に応じて，筆頭著者や共著者へ責任著者（corresponding author）から連絡をするようにします．投稿論文が編集者の段階で却下されている，査読まで回っている，査読後に却下あるいは査読後に修正を要求されているなどの情報を著者間で共有します．

投稿者が査読者となることも！

国際誌へ投稿することで，自身が査読をしてもらう立場から査読をする立場になることがあります[1]．ある日，雑誌の編集者からメール（論文掲載時の責任著者連絡先）による査読依頼の連絡が入ることがあるのです．その依頼を受けるか否かについては，自身の考え方によりますが，論文内容や時間的に余裕があれば可能な限り受けたほうがよいでしょう．確かに論文の査読には，かなりの労力や時間を費やします．ただ査読をする立場になってみると，第三者の視点から論文の構成から引用文献に至るまで幅広くみることから，大変勉強になるものです．時には，自身が知らなかった文献をその論文が引用していることもあります．ただし，査読者の立場になったら，論文の扱いには慎重になる必要がありますし，その内容を他に口外する行為は適切ではありません．

カバーレターでアピール

投稿に際し，カバーレターという手紙を付記します．これは，論文を編集者に売り込む絶好の機会となります[1,2]．このカバーレターについても文字数の制限や書式が決まっていることもあるので，規定に沿って記載することが重要

263

September XX, 201X

XX in Rehabilitation
Dr. XX, Editor in Chief

Dear Dr. XX:

We would like to submit our manuscript entitled "Relation between XX and XX in XX Patients" to be considered for publication as an original article in the XX Rehabilitation.

The present study showed a negative correlation between XX and XX in XX patients. We also found differences in XX in relation to a XX in XX patients. We believe that the simple measurement of XX may be useful for estimation of XX in XX patients who cannot be evaluated by XX methods and in those with XX degrees of XX severity.

All authors have approved the submission of this manuscript to your journal, have taken due care to ensure the integrity of the work, and confirm that neither the manuscript nor any part of it has been published or is under consideration for publication elsewhere.

Dr. A, Mr. B, Mr. C, Ms. D, Mr. E, and Mr. F conceived and designed or analyzed and interpreted the data. Prof. G, Dr. H, Dr. I, Dr. J, Prof. K, Prof. L, and Prof. M drafted or critically revised the manuscript for important intellectual content.

We hope that our findings are of interest to you and the readers of the XX in Rehabilitation and that you will find our manuscript suitable for publication.

Sincerely,

XX, RPT, PhD., MSc.
XX, XX Hospital
X-X ○○ , ○○ - ○○ , Japan
TEL: +81- ○○ - ○○○ - ○○○○
E-mail: ○○ @ ○○ . ○○ - ○○ . ○○ .jp

図7-4　カバーレターの作成例

7 研究の果実　ここまで来たらあとは発表するだけ

201X 年 9 月 XX 日

XX リハビリテーション
編集長 XX 先生

拝啓
XX 先生

このたび，拙稿「XX 患者における XX と XX の関連」を，原著論文として貴誌「XX リハビリテーション」で発表させていただきたく，投稿いたします．

本研究は，XX 患者における XX と XX の負の相関を示したものです．また，XX 患者において，XX との関連で XX に差を見出しました．XX の測定値のみで，XX 法では評価できない患者や XX の重症度が XX の患者において，XX を推定するうえで有効であると考えております．

全著者が，本稿の貴誌への投稿を承認し，本研究の公正性を保証するために必要な配慮を行い，本稿の全部または一部がこれまでに他誌等に掲載または投稿済みではないことを保証いたします．

A 先生，B 氏，C 氏，D 氏，E 氏，F 氏が本研究の構想およびデザイン，またはデータの分析および解釈を行いました．G 教授，H 先生，I 先生，J 先生，K 教授，L 教授，M 教授が，原稿の執筆または重要な学問的内容について修正を行いました．

本研究の結果が貴殿および「XX リハビリテーション」誌の読者に関心をおもちいただけるものであり，拙稿が貴誌での発表に適するとご判断いただけますと幸いです．

敬具

○○ - ○○，X–X ○○
XX 病院，XX
XX, RPT, PhD., MSc.
TEL：+81- ○○ - ○○○ - ○○○○
E メール：○○ @ ○○ . ○○ - ○○ . ○○ .jp

図 7-4　カバーレターの作成例（和訳）

265

February XX, 201X

XX in Rehabilitation
Dr. XX, Editor in Chief

Dear Dr. XX:

Thank you for your recent e-mail of February 1X, 201X, regarding our manuscript entitled "XX" (XX-X-XX-XX R2).
I have attached our reply to the reviewer's comments. We hope that our replies will be adequate for this reviewer and that the paper will now be accepted for publication in *XX*.
We look forward to your final decision.

Sincerely,

XX, RPT, PhD., MSc.
XX, XX Hospital
X-X ○○ , ○○ - ○○ , Japan
TEL: +81- ○○ - ○○○ - ○○○○
E-mail: ○○ @ ○○ . ○○ - ○○ . ○○ .jp

図7-5　査読結果に対するカバーレターの例

です.

　一般的には, カバーレターは A4, 1枚に収まる程度で記載します. 内容は, 宛先, 自分の連絡先, タイトル, 研究により明らかになった点およびその意義, 筆頭著者や共著者の本論文に対する役割などを記載します(図7-4).

採否の連絡と査読者からの指摘

　投稿論文の採択の採否の決定は, 査読者や編集委員がその論文をさまざまな角度から点数化した結果をもとに最終的には編集長によりなされます. 論文を投稿した後にある一定の期間を経て, 編集者から採否の返信が来ます. その連絡は, 査読の結果, 残念ながら却下になることもあります. その際には, なぜ不採用になったかを吟味し, 修正の必要があれば修正したうえで, 先に述べた

7 研究の果実　ここまで来たらあとは発表するだけ

201X 年 2 月 XX 日

XX リハビリテーション
編集長 XX 先生

拝啓
XX 先生

先日は，拙稿「XX」(XX-X-XX-XX R2)について，201X 年 2 月 1X 日付けで e メールをいただき，ありがとうございました．
ご査読いただきました先生のコメントへのご返信を添付いたしました．このご返信がコメントへの回答として十分な内容となっており，拙稿を XX での発表論文として受諾していただけますと幸いに存じます．

敬具

○○ - ○○, X-X ○○
XX 病院, XX
XX, RPT, PhD., MSc.
TEL：+81-○○ - ○○○ - ○○○○
E メール：○○ @ ○○ . ○○ - ○○ . ○○ .jp

図 7-5　査読結果に対するカバーレターの例（和訳）

ようにあらかじめ他の雑誌への投稿規定に基づき作成された論文を即日，新たな雑誌に投稿します．

論文を投稿した際には，ほとんどの雑誌で査読者からの指摘があり，これを修正することが求められます．編集者から修正を求められた場合には，できるだけ返答できるようにします．査読者の指摘は慎重に読みつつ，要求された修正は可能な限り行います．ただし，きわめて修正が困難な場合もあります．例えば，完遂した研究において新たな研究データ数や指標の追加，相反する指摘を 2 人の査読者から受け，それにより論文の論点が極端に変わってしまうなどです[1, 2]．

また，査読者の人数によっては，数名の査読結果に対して一つひとつ返信をするようになります．

これは，大変な作業にはなりますが，論文受諾への第一歩となります．なお，査読に対する返信までの期日についても指定されます．期日内に返信でき

267

Reply to Comments to Author from Editors:

Thank you very much for your review and for your helpful comments. We have revised this manuscript on the basis of your and another reviewer's comments. The revised paper has been edited for grammar and journal style by an expert in English medical writing prior to resubmission. My responses to your comments are as follows:

COMMENTS TO AUTHOR:

The study is interesting but there are several criticisms:
1. The authors should provide same information's about patients with ischemic cardiomyopathy: i.e. type of revascularization, extension of wall motions score index abnormalities presence of exercise induced ischemia.

Thank you for your comment. I agree with you. Unfortunately, we did not evaluate the patients from the point of view of type of revascularization, extension of wall motions score index abnormalities presence of exercise induced ischemia. This is very important to know, so we are planning to do this in a future study.

2. When XX was measured with the patient in the seated position before or after XX?
Thank you for your comment. This is very important to know. XX was measured with the patient in the seated position before XX.
Line XX
Revise to;
XX was measured with a stopwatch with the patient in the seated position before XX.
3. The authors should provide follow-up data to confirm the prognostic role of XX

Thank you for your comment. I agree with you. Unfortunately, we did not evaluate the patients follow-up data to confirm the prognostic role of XX. This is very important to know, so we are planning to do this in a future study.

4. The authors should add, in the discussion section, a paragraph of clinical implication to clarify the use of XX in the clinical practice.

Thanks for your suggestions. I added this sentence as a clinical implication to clarify the use of XX in the clinical practice.
Line XX
Revise to; As a clinical implication, XX might be widely used to evaluate of XX patients because it is non-invasive, quick, and inexpensive. The present results indicate that XX may also be useful as an index of XX in XX patients[3].

5. It will be appreciated if the authors can describe more of how they adjusted age and body mass index in the ANCOVA analysis.

Thanks for your suggestion. In Statistical Analysis section I have revised this.
Line XX~

図 7-6　査読者らへの返信の例

268

編集者からの著者へのコメントへの返事

ご査読および貴重なコメントをいただき，誠にありがとうございました．先生ともうお1人のコメントに基づいて，本稿の修正を行いました．また，修正した原稿は，再投稿前に英語のメディカルライティング専門家が校正および投稿規定に合わせたスタイル調節を行いました．いただきましたコメントへのご回答を以下に記載いたします．

著者へのコメント：

この研究は興味深いものですが，いくつか指摘すべき点があります．

1. 著者らは，虚血性心筋症患者に関しても同じ情報，すなわち血行再建術の種類，労作誘導性虚血の存在下での壁運動スコア異常の拡張の情報を提供すべきです．

コメントをいただきありがとうございます．ご指摘のとおりだと考えます．残念ながら，血行再建術の種類，労作誘導性虚血の存在下での壁運動スコア異常の拡張の観点から患者の評価をいたしませんでした．この情報は非常に重要あり，今後の研究ではこれらの評価を行うことを計画しております．

2. 患者を座位にして XX を測定したのは，XX の前ですか，それとも後ですか？

コメントをいただきありがとうございます．この情報は非常に重要です．患者を座位にして XX を測定したのは，XX の前でした．
XX 行目
次のように修正：
XX の測定は，ストップウォッチを用いて，XX の前に座位にて行った．

3. 著者らは，XX の予後予測上の役割を確認するために，追跡調査のデータを提供すべきです．

コメントをいただきありがとうございます．ご指摘のとおりだと考えます．残念ながら，XX の予後予測上の役割を確認する目的で，患者の追跡調査データを評価いたしませんでした．この情報は非常に重要であり，今後の研究ではこれらの評価を行うことを計画しております．

4. 著者らは考察のなかで，臨床診療における XX の使用を評価するために，臨床的意義についての段落を追加すべきです．

コメントをいただきありがとうございます．臨床診療における XX の使用を評価するために，臨床的意義について以下の文を追加しました．
XX 行目
次のように修正：臨床的意義については，XX は XX 患者の評価に広く用いられる可能性がある．その理由は，XX が非侵襲的で，迅速かつ安価なためである．本研究の結果から，XX 患者における XX の指標としても，XX は有用である可能性がある[3]．

5. 著者らが，ANCOVA 解析において年齢と体格指数をどのように補正したのかについて，より詳細に記述するとよいのではないかと思います．

助言いただきありがとうございます．統計解析の部分で以下のように修正いたします．
XX 行目〜

図 7-6　査読者らへの返信の例（和訳）

Revise to
To compare XX between the two groups, one-way analysis of covariance (ANCO-VA) was performed with the variables as covariates if there are any differences of clinical characteristics.

Reply to Reviewer #X: Comments:

Thank you very much for your review and for your helpful comments. We have revised this manuscript on the basis of your and another reviewer's comments. The revised paper has been edited for grammar and journal style by an expert in English medical writing prior to resubmission. My responses to your comments are as follows:

Reviewer #X: The aim of this study was to determine the relation between the XX and XX in XX patients. The authors concluded that XX value of XX sec may be a useful target value for identifying XX patients with a XX and for risk management in these patients. The study is interesting, well and clearly written. The statistical analysis has been well designed and conducted.

Comments:
1. Although XX measurement could be a useful method to predict/estimate XX for XX patients, it exhibits tremendous limitations; it does not give any other respiratory or cardiac metabolism information. In contrast, XX is a more valued method in the way of providing assessment of the integrative XX responses involving the pulmonary, cardiovascular, hematopoietic, neuropsychological, and skeletal muscle systems.

Thanks for your great suggestion, so I added these comments in the limitations.
Revise to
..... XX associated with exercise capacity, nor did we assess mortality, morbidity, or cardiovascular events. Although XX measurement could be a useful method to predict/estimate XX for XX patients, it exhibits tremendous limitations; it does not give any other respiratory or cardiac metabolism information. In contrast, XX is a more valued method in the way of providing assessment of the integrative XX responses involving the pulmonary, cardiovascular, hematopoietic, neuropsychological, and skeletal muscle systems. Future trials are needed to further evaluate the relation between........

2. Line XX has an error: "indicating that an XX capacity of XX may be values associated with increased mortality", it should be "XX".
Yes, I made a mistake to show that. I have revised like this.
Revise to; The XX cut-off value in the present study was very close to the result from our previous study, indicating that an XX capacity of XX may be values associated with increased mortality.

Reply to Reviewer #X: Comments:[4]

Thank you very much for your review and for your helpful comments.

図 7-6 査読者らへの返信の例（続き）

7 研究の果実　ここまで来たらあとは発表するだけ

次のように修正：2群間でXXを比較するため，一元配置共分散分析（ANCOVA）を実施し，臨床特性に差があった場合は変数を共変数として扱った．

査読者＃Xへのお礼とコメントに対する返信

ご査読および貴重なコメントをいただき，誠にありがとうございました．先生ともうお1人のコメントに基づいて，本稿の修正を行いました．また，修正した原稿は，再投稿前に英語のメディカルライティング専門家が校正および投稿規定に合わせたスタイル調節を行いました．いただきましたコメントへのご回答を以下に記載いたします．

査読者＃X：この研究の目的は，XX患者におけるXXとXXの関連を明らかにすることです．著者らは，XX秒におけるXXの値が，XXを有するXX患者を同定するうえで，またこれらの患者のリスク管理を行ううえで，有用な標的となると結論づけています．この研究は興味深いもので，十分かつ明確に記述されています．統計解析は適切にデザインされ，実施されています．

コメント：

1. XXの測定はXX患者におけるXXの予測/推定に有用となり得るが，XXには重大な限界があります．すなわち，XXでは呼吸器または心臓の代謝に関する他の情報が得られないということです．他方で，XXは呼吸器系，循環器系，造血器系，神経心理系，筋骨格系等，XXの総合的な反応を評価するうえで，より有益な方法となります．

貴重な助言をいただきありがとうございます．ご助言に従い，限界に関する部分に以下のコメントを追加いたしました．
次のように修正：
…XXを運動能力と関連させ，本研究では死亡率，罹患率，心血管イベントを評価しなかった．XXの測定はXX患者におけるXXの予測/推定に有用となり得るが，XXには重大な限界がある．すなわち，XXでは呼吸器または心臓の代謝に関する他の情報が得られないことである．他方で，XXは呼吸器系，循環器系，造血器系，神経心理系，筋骨格系等，XXの総合的な反応を評価するうえで，より有益な方法となる．今後の試験では，…の関連をより詳細に評価することが必要である．

2. XX行目「XXのXX能は，死亡率上昇と関連する値である可能性が示される」には誤りがあり，ここは「XX」となるべきです．

ご指摘のとおり，誤りでした．以下のように修正いたします．
次のように修正：本研究におけるXXのカットオフ値は，われわれの以前の研究の結果と非常に近かった．このことから，XXのXX能は死亡率上昇と関連する値である可能性がある．

査読者＃Xに対する返事：コメント：[4]

ご査読および貴重なコメントをいただき，誠にありがとうございました．

図7-6　査読者らへの返信の例（和訳）（続き）

We have revised this manuscript on the basis of your comments. The revised paper has been edited for grammar and journal style by an expert in English medical writing prior to resubmission. Our responses to your comments are as follows:

1. Why male participants were only included in this study?

Response

Thank you for your question. Only male patients were included in this analysis because there were too few female patients to study. Our previous study suggested that there were gender-related differences in physical activity, so, we decided to include only male participants in the present study.

Izawa KP, Watanabe S, Hirano Y, et al. Gender-related differences in maximum gait speed and daily physical activity in elderly hospitalized cardiac inpatients: a preliminary study.
Medicine (Baltimore). 2015; 94 (11): e623.

The limitations have been revised as follows:

Limitations in this cross sectional study include its very small sample size and inclusion of only male subjects; therefore, sex-related differences could not be evaluated[5].

図 7-6　査読者らへの返信の例（続き）

なかった場合には，その後返信をしたとしても，新規投稿論文と同様扱いにされることがありますので注意しましょう．雑誌によっては，期日範囲内での返信が不可能である場合，メールでの連絡により期日延長が可能となる場合もあります．いずれにせよ，編集者からの連絡メールを熟読し，それに的確に対応することが重要です．以下に，一参考例として，査読結果に対するカバーレターと返信例を記載します（図 7-5，6）.[3-5]

　これまで本項で述べたことは，主に筆者らの経験によるものです．より詳細な内容については，是非，成書[1, 2, 6, 7]を参照してください．

　これまで筆者らは，試行錯誤しつつ当該領域かつ分野のさまざまな雑誌に投稿をしてきました．そのなかには，インパクトファクターや h-index がきわめて高い雑誌もありますが PubMed，**CiNii** Articles，Embase などに収載されていない雑誌も含まれます．また，投稿先は，ある一定の雑誌に絞らずに，数多くの異なる雑誌への挑戦を重ねてきました．そうすることで，数多くの雑誌にお

7 研究の果実　ここまで来たらあとは発表するだけ

先生ともうお 1 人のコメントに基づいて，本稿の修正を行いました．また，修正した原稿は，再投稿前に英語のメディカルライティング専門家が校正および投稿規定に合わせたスタイル調節を行いました．いただきましたコメントへのご回答を以下に記載いたします．

1．この研究で男性参加者のみを組み入れた理由は何ですか．

返事

ご質問いただきありがとうございます．本分析で男性患者のみを組み入れた理由は，研究対象となった女性患者数が非常に少なかったためです．われわれの以前の研究では，身体活動には性別に関連した差があることが示されたため，本研究では男性患者のみを組み入れることにいたしました．

Izawa KP, Watanabe S, Hirano Y, et al. Gender-related differences in maximum gait speed and daily physical activity in elderly hospitalized cardiac inpatients: a preliminary study.
Medicine (Baltimore). 2015; 94(11): e623.

限界については以下のように修正いたしました：

本横断研究の限界として，研究対象集団がきわめて小さかったこと，男性被験者のみを組み入れたことなどが挙げられる．したがって，性別に関連する差を評価することはできなかった[5]．

図 7-6　査読者らへの返信の例（和訳）（続き）

いて，おおよその査読者の人数，投稿から査読，却下，受諾，掲載までの期間などの情報を自らの体験をもとに知ることができました．

　これまでも筆者らは，論文投稿後，査読，修正および再査読を何度も繰り返し，半年から 1 年という期間を経て，最終的には却下に至ったという貴重な経験もしました．論文は投稿しても，修正を繰り返しても必ずしも掲載されるとは限らないのです．しかし，まず投稿してみないと，掲載に至るまでには，「ほど遠い」ということも事実です．ゆえに，年齢，経験に限らず，どんどん論文投稿にチャレンジするということが掲載までの近道ともいえます．

　筆者らも，臨床現場で出会った患者さんたちからの疑問に答えるべく，研究を計画かつ遂行し，学会発表に励んでいました．しかし，その後，発表した内容の多くが論文掲載に至らなかったという点については反省すべきところです．筆者らは，育った臨床現場の指導者らより「患者さん方お一人お一人から貴重なデータをいただいている以上，学会発表で終わるのではなく，学会で発表し

273

た回数のうち，少なくとも 50％程度は論文として後世に残すように」との指導をいただいたことを思い出します．

　当時も今でもそれに到達しているか否かについては定かではありません．しかし，掲載された論文が英語という共通言語を活用し，国内外の読者の手にとられ，「よくも」「悪くも」批評されることで，次の研究に活かされる可能性が出てきます．このことが，ひいては基礎や臨床の現場において少なからず役立つものと筆者らは信じています．

文献

1) Byrne DW（著），木原正博，木原雅子（訳）：国際誌にアクセプトされる医学論文—研究の質を高める POWER の原則．メディカル・サイエンス・インターナショナル，2000

2) McCabe LL, McCabe ERB（著），諏訪邦夫（訳）：学者として成功する法．pp92-111，総合医学社，2002

3) Izawa KP, et al：Longitudinal change in maximum phonation time and exercise capacity in chronic heart failure patients. Int J Cardiol 187：17-9, 2015

4) Izawa KP, et al：Gender-related differences in maximum gait speed and daily physical activity in elderly hospitalized cardiac inpatients：a preliminary study. Medicine (Baltimore) 94：e623, 2015

5) Izawa KP, et al：Relationship of thresholds of physical performance to nutritional status in older hospitalized male cardiac patients. Geriatr Gerontol Int 15：189-195, 2015

6) Hall MG：How to write a paper second edition. pp1-56, BMJ Books, 2002

7) Wager E, et al：How to survive peer review. pp1-48, BMJ Books, 2002

（井澤和大・笠原西介）

索引

和文

あ
アンケート調査方法の表記　248
安定度評価指数　156

い
イクイテスト　157
異質性　116
一事例実験法　55
一般可能性研究　203
因子　186
インパクトファクター　25
インフォームド・アセント　127
インフォームド・コンセント　127

う
後ろ向き観察研究　78
後ろ向き研究(症例対照研究)　40
後ろ向きコホート研究　81
運動負荷試験の禁忌事項　149

え
英語口述セッション　240
英語文献レビュー　238
英語ポスターセッション　241
エスノグラフィー　43
エビデンス　3
エビデンスレベル　28

お
横断研究　39, 78
オッズ比　184, 218
重み付け平均　115

か
回帰直線　186, 211

回帰直線式　211
外的妥当性　63
介入期　62
介入研究　41
片側検定　225
傾きの変化　66
カバーレター　263
間隔尺度　170
感覚統合機能テスト　158
観察因子　93
観察的研究　39, 56
観察度数　181

き
キーワード　246
記述的研究　56
期待度数　181
帰無仮説　176, 178, 223
疑問の定式化　167
級内相関係数　202

く
偶然誤差　51, 109
グラウンデッド・セオリー　42
クリティーク　35
クロスオーバー試験　101
クロスオーバー比較試験　41
クロス集計表　181
群内変数　186

け
系統誤差　52, 109
ケーススタディ　55
ケースレポート　55
結果の表記　250
決定研究　203

275

結論の表記　253
限界　54
　—— の表記　252
研究疑問　4
研究計画書　123
研究登録　130
研究不正　121
研究倫理の教育　126
検者間信頼性　203
現象学的研究　43

こ

交互作用　195
考察の表記　251
口述発表のスライド作成　231
構造化　3
構造化面接　44
構造化要約　246
交絡　53
交絡因子　81, 215
呼気ガス分析装置　147
コクランの risk of bias　114
コクランの統計量 Q　116
誤差　51
個人情報保護　120
ゴニオメータ　143
コホート研究　40
根拠に基づく医療　167

さ

最頻値　170
査読期間　259
査読者　260, 262
　—— からの指摘　266
サラミ論文　122

し

自記式質問調査　96
事象関連デザイン　153

システマティックレビュー　41
実験研究　41
実験的研究　56
質的記述的研究　42
質的研究　42
執筆ガイドライン　20
質問紙調査　93
自転車エルゴメータ　147
四分位数　171
四分位範囲　171
尺度　166
シャトル・ウォーキング試験　150
シャピロ・ウィルク　175
シャム介入　103
重回帰分析　82
自由回答式質問　94
重心動揺計　156
従属変数　166
縦断研究　39, 80
主効果　186, 195
出版バイアス　116, 131
順位法　95
順序尺度　169
準ランダム化比較試験　41, 101
使用機器表記　249
抄読会　2
情報バイアス　53, 109
症例研究　37, 55
症例対照研究　40, 80
症例報告　55
処理　186
序論　246
事例研究　43
シングルケース法　38, 55
シングルサブジェクトデザイン法　55
侵襲を伴う研究　129
身体重心　156
心肺運動負荷試験　147
シンプソンのパラドックス　114

索引

信頼区間 38

す

水準 186
推奨グレード 28
スティックピクチャー 161
スパイナルマウス 144
スパイロメータ 150

せ

正規化 139
正規分布 47
セル 181
前後比較試験 101
選択回答式質問 94
選択バイアス 52, 109

そ

相関 208
相関係数 184, 208
相殺効果 195
相乗効果 195
足圧中心 156
測定者バイアス 109
測定手段バイアス 110
測定方法の表記 248

た

第Ⅰ種の誤り 188
第Ⅱ種の誤り 188
対応のある1標本の差の検定 177
対応のあるデータ 175
対応のない差の検定 178
対応のないデータ 175
対照群 32
対象者 46
対象者バイアス 109
タイトル 244
他記式質問調査 96

多肢選択法 95
多層ベースライン法 63
ダブルバーレル質問 98
多変量解析 215

ち

遅延コントロール 103
中位数 170
中央値 170
調査研究 40
調整済み残差 183
著者資格 121
著者の順序 245

て

電子投稿 262
伝達講習会 21

と

統計解析ソフト 222
統計学的手法の表記 249
動作解析 160
動作調整機能テスト 158
等速性筋力測定装置 140
等分散 177
特性値(基本統計量) 170
独立変数 166
徒手筋力計 138
トレッドミル 147

な

内的妥当性 63

に

二重投稿 122, 259
二重盲検化 100

ね

ネイティブ・チェック 261

277

の

ノンパラメトリック検定　174

は

バイアス　49
ハザード　82
外れ値　214
パラメトリック検定　174
半構造化面接　44
反転法　62

ひ

標準回帰係数　212
標準誤差　173
標準偏回帰係数　219
標準偏差　171
評定法　95
標本　47
表面筋電計　141
比率尺度(比尺度)　170

ふ

プライバシー保護　58
フレキシブルゴニオメータ　143
ブロックデザイン　153
文献データベース　23
分析的研究　56

へ

平均値　170
ベースライン期　62

ほ

母集団　47

ま

前向き研究(コホート研究)　40
前向きコホート研究　84
── における交絡因子　86

み

ミスコンダクト　121

め

名義尺度　169
メタアナリシス　41
面接式質問調査　96

も

盲検化　53

ゆ

有意確率　190
有意水準　188

よ

要因　186
要約　246

ら

ランダム化比較試験　41, 100
ランダム割り付け　100

り

利益相反開示のスライド　133
リスク比　184
両側検定　225
倫理審査申請者　126
倫理的配慮の表記　250

れ

レベルの変化　66
連関係数　184

数字

2件法　94
2×2分割表　181
2×4分割表　181
50パーセンタイル値　170

6MWT 149
6分間歩行試験 149

ギリシャ文字

αエラー 188
βエラー 188
χ^2検定 181

欧文

A

ABデザイン 62
ABAデザイン 63
ABABデザイン 63

B

BIODEX 140
BOLD効果 152

C

CARE checklist 58
celeration line(傾向線) 66
COG 156
COI 132
CONSORT 104
COP 156
CPX 147
CYBEX 140

E

Easy-R 227
EBM 167
EMG 141
EZR 227

F

FIRM^{2}NESS 15
fMRI 152
fNIRS 152

G・H

GRADE 118
HHD 138

I

I^2統計量 116
ICC 202
IPS 156
IQR 171

M

mean 170
median 170
mode 170

P

PECO 13, 112, 167
PICO 13, 27, 112
post-hoc検定 187
PROBE法 101

R

RMS 142

S

SAS 226
SAS-JMP 226
SD 171
SE 173
SPSS 226
Statcel 3 228
STROBE 90
SWT 150

T

tDCS 154
TMS 154
Tukey法 187

279